GENÈSE ET ETIOLOGIE

DES

HÉMORRHAGIES UTÉRINES

GENÈSE ET ÉTIOLOGIE

DES

HÉMORRHAGIES UTÉRINES

PAR

Georges BOUGON,

Docteur en médecine de la Faculté de Paris,
Ancien interne-provisoire des hôpitaux et hospices civils de Paris,
Ex-chirurgien, aide-major au 1er bataillon des voltigeurs mobilisés du Nord,
Médaille de bronze de l'Assistance publique,
Membre de la Société Linnéenne de Normandie, etc.

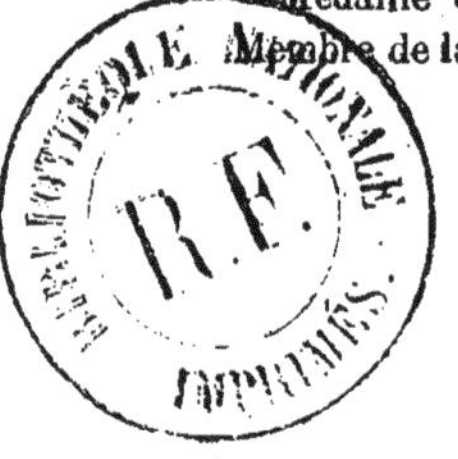

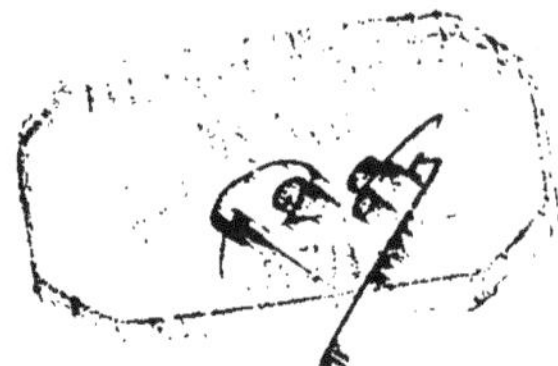

PARIS
ADRIEN DELAHAYE, LIBRAIRE-ÉDITEUR
PLACE DE L'ÉCOLE-DE-MÉDECINE

1873

GENÈSE ET ÉTIOLOGIE

DES

HÉMORRHAGIES UTÉRINES

Il ne faut jamais perdre de vue dans la recherche des causes des métrorrhagies que les rôles sont souvent intervertis et combinés de mille façons.
(*Compendium de médecine pratique*).

AVANT-PROPOS.

Parmi les phénomènes pathologiques que j'ai été appelé à observer dans le cours de mes études médicales, il en est plusieurs qui ont été de ma part l'objet d'un travail assidu. C'est parmi ces derniers que j'ai choisi le sujet de cette thèse. En raison de leur fréquence, de leur gravité, de la variété de leurs causes et du traitement efficace qu'ont peut leur opposer, les hémorrhagies ont attiré tout particulièrement mon attention ; et, comme parmi les hémorrhagies, il en es peu qui offrent autant d'intérêt que celles qui s'effectuent par la matrice, c'est sur elles que s'est porte mon choix. Envisagé dans toute sa généralité, le sujet demanderait plusieurs volumes pour être traité dans son ensemble. Tel est le but que je me propose de re aliser dans un prochain avenir. Mais aujourd'hui, réduisant la question à sa partie fondamentale, je me bornerai à étudier avec soin la genèse et l'étiologie des hémorrhagies utérines. Ainsi limité, le sujet est encore bien vaste sans doute ; et, si je ne comptais sur la bienveillance éclairée de mes juges, peut-être n'aurais-je pas le courage d'entreprendre un travail aussi étendu. Depuis Hippocrate, qui nous a laissé un traité remarquable sur les maladies des femmes, jusqu'aux auteurs qui, de nos jours, ont consacré un très-grand talent à l'étude de ces mêmes affections, le sujet que j'ai choisi a été l'objet d'un nombre considérable de publications tant en France qu'à l'étranger. C'est la meilleure preuve que je puisse donner de son importance. Cependant, parmi les thèses qui se rattachent à ce genre de maladies (et on sait si elles sont nombreuses), j'en ai trouvé fort peu qui s'occupent *exclusivement* de la genèse et de l'étiologie des hémorrhagies utérines. J'ajouterai que, parmi ces dernières, aucune ne m'a paru traiter la question au point de vue sous lequel je l'ai envisagée. Aussi, j'espère qu'on me saura gré d'avoir réuni dans cet ouvrage les documents qu'il m'a été donné de recueillir. Trop heureux si mes efforts, encouragés par ce premier début, peuvent ajouter un jour quelques matériaux à l'édifice scientifique qui grandit avec les âges !

Avant de passer outre, je croirais manquer à tous mes devoirs, si je n'adressais ici publiquement mes remerciements les plus sincères à MM. Chouppe, Robin et Ziembicki internes à l'hôpital de la Charité, pour la bienveillance avec laquelle ils m'ont ouvert l'entrée de leurs services respectifs, et pour les indications trop rares, hélas! qu'ils ont eu l'amabilité de me communiquer.

CONSIDÉRATIONS GÉNÉRALES.

Définition. — En pathologie, on doit entendre par hémorrhagie utérine : tout écoulement sanguin anormal, provenant de l'utérus ou des parties qu'il renferme.

Il ne faut donc pas, à l'exemple de quelques auteurs anciens, désigner sous ce nom toutes les pertes qui se produisent par la vulve. En effet, ces hémorrhagies peuvent provenir des organes du voisinage, et en particulier de ceux qui entrent dans la composition de l'appareil génito-urinaire, à l'exclusion de l'utérus.

Division. — L'écoulement sanguin peut se produire :

1° Dans l'épaisseur des parois de l'utérus (hémorrhagie interstitielle),

2° A la surface externe de l'organe,

3° En dedans de l'organe (hémorrhagie utérine proprement dite).

1er *Genre hémorrhagie interstitielle.*

L'hémorrhagie a-t-elle lieu dans l'épaisseur même des parois de l'organe, elle en écarte les fibres ou bien elle les déchire. C'est dans le premier cas une ecchymose et dans le second une apoplexie utérine. L'ecchymose est assez fréquente : elle s'observe après une contusion ou encore à la suite d'une métrite. L'apoplexie, au contraire, est rare; ses causes sont mal connues. Cruveilhier a le premier constaté cette lésion en faisant l'examen nécroscopique de femmes âgées. Peut-être dans ce cas l'affection reconnaît-elle pour cause une dégénérescence athéromateuse ou stéatomateuse de la tunique moyenne des artères, lésion si commune chez les vieillards. Enfin les maladies dyscrasiques peuvent donner naissance aux hémorrhagies utérines interstitielles.

2e *Genre. Hémorrhagie à la surface externe de l'organe.*

L'hémorrhagie se fait-elle à la surface externe de l'utérus, à la suite d'un traumatisme par exemple, le sang s'épanche dans la cavité péritonéale en produisant une hématocèle péri-utérine. Plus rarement il soulève la muqueuse sans la rompre en formant un véritable kyste sanguin.

Il nous suffit d'avoir cité les deux genres qui précèdent; désormais nous n'y reviendrons plus, car leur importance s'efface devant celle du suivant.

3e *Genre. Hémorrhagie utérine proprement dite.*

L'hémorrhagie s'effectue-t-elle dans la cavité de l'utérus, deux cas peuvent se présenter : la femme n'est pas enceinte, alors le sang provient de l'organe seul; la femme est enceinte, et l'hémorrhagie a sa source ou dans la matrice, ou dans le produit de la conception.

A. *En dehors de la grossesse.* — Si l'hémorrhagie s'effectue à la surface interne de l'utérus, en dehors des époques physiologiques, ou même aux époques physiologiques, mais en quantité plus grande qu'il ne convient, c'est une métrorrhagie (1).

(1) Grisolle (Traité de path. int., Paris, 1869) définit ainsi la

Ici trois terminaisons sont possibles :

1° Le sang s'écoule par le museau de tanche, traverse le vagin et sort par la vulve. Il se produit alors une métrorrhagie externe.

2° Le sang reste dans la cavité utérine sans s'écouler par aucun des orifices que présente cet organe ; c'est une métrorrhagie interne.

3° Le sang, retenu quelque temps dans l'utérus par occlusion de l'orifice cervical, s'écoule par les trompes dans l'abdomen et produit une hémorrhagie intra-abdominale.

B. *Pendant la grossesse.* — Si l'hémorrhagie a sa source dans l'utérus ou dans le produit de la conception, elle peut se faire hors de l'œuf ou dans l'œuf.

Hors de l'œuf, elle présente une des trois terminaisons indiquées précédemment.

Cependant l'hémorrhagie interne a été niée (Mmes Boivin, Lachapelle, MM. Dugès et Velpeau). Le docteur Millardet a recueilli dans sa thèse inaugurale sept observations pour démontrer la possibilité de cette hémorrhagie dans la cavité de l'utérus gravide. Dans ce cas, la source de l'écoulement réside dans le placenta, dans les enveloppes (surtout au commencement

métrorrhagie : tout écoulement de sang se faisant à la surface interne de l'utérus hors le temps des règles ou bien aux époques menstruelles, mais en quantité plus grande qu'il ne convient. Cette définition ne nous paraît pas rigoureuse. En effet, on devrait, d'après cela, regarder comme un phénomène morbide l'écoulement sanguin qui suit immédiatement la délivrance, ainsi que l'écoulement sanguin des lochies, écoulements essentiellement physiologiques comme l'acte qu'ils accompagnent, si toutefois ils ne se produisent pas en trop grande abondance. Voilà pourquoi nous avons cru devoir modifier la définition donnée par Grisolle, qui est d'ailleurs celle donnée par tous les auteurs.

de la grossesse où la caduque est encore si vasculaire), dans la muqueuse inter-utéro-placentaire (Delamotte, Mauriceau), ou aux points de la cavité utérine autres que ceux avec lesquels le placenta est en rapport (Pasta, Millardet). Quelle que soit son origine, le sang peut s'accumuler entre l'utérus et le placenta, et former un caillot plus ou moins volumineux dans la cupule résultant du décollement central de cet organe, ou bien entre l'utérus et les membranes.

Dans l'œuf, l'hémorragie se présente sous deux aspects différents. Si le sang s'accumule dans sa cavité, il se mélange au liquide amniotique en produisant une hémorrhagie intra-ovulaire; s'il s'épanche dans l'épaisseur des enveloppes, du placenta ou du cordon, il donne naissance à une apoplexie de ces différents organes; enfin s'il se répand dans les organes propres du fœtus, il détermine l'hémorrhagie ou apoplexie fœtale.

Terminons cet exposé en faisant remarquer que toute hémorrhagie interne peut devenir externe et réciproquement. Il suffit dans le premier cas que le sang retenu un certain temps dans l'utérus puisse enfin s'échapper au dehors; et, dans le second cas, que ce soit le phénomène inverse qui se produise. De même, toute hémorrhagie interne peut devenir intra-péritonéale, mais ici la réciproque n'a plus lieu.

Telles sont les nombreuses variétés d'hémorrhagies utérines dont nous aurons à rechercher les causes. Elles peuvent se résumer dans le tableau suivant :

Hémorrhagies utérines.

- 1er genre : hémorrhagie interstitielle ....
  - Ecchymose.
  - Apoplexie.
- 2e genre : hémorrhagie à la surface externe. ....
  - Hématocèle périutér.
  - Kyste sanguin.
- 3e genre : hémorrh. à la surf. interne (ou hém. utér. proprement dite).
  - En dehors de la grossesse. ....
    - Métrorrhagie externe.
    - Métrorrhagie interne.
    - Hémorrhagie intra-abdominale.
  - Pendant la grossess.
    - Sang pass. dans la cav. utérine. (hém. ut.)
      - Metrorrhagie externe.
      - Métrorrhagie interne.
      - Hémorrhagie intra-abdominale,
    - Sang restant dans l'œuf (h. ovul.)
      - Dans les parois (apoplexie.
      - Dans la cavité (hém. intra-ovulaire.
      - Dans le fœtus
        - Placenta — Cordon. — Apoplex.
        - Corps même du fœtus (h. fœtal).

Nous avons déjà dit que nous nous bornerions à l'étude du troisième genre. Mais, comme les limites forcément restreintes d'une thèse inaugurale nous interdisent un développement aussi étendu que le sujet le comporte, nous passerons rapidement sur les hémorrhagies qui se développent dans l'œuf, et nous nous attacherons surtout à décrire l'étiologie et la genèse des deux autres espèces d'hémorrhagies du troisième genre, hémorrhagies en dehors de la grossesse et hémorrhagies pendant la grossesse. Tel est le plan que nous avons suivi dans cette thèse.

Il est inutile, croyons-nous, d'insister sur l'importance capitale de cette étude. Le but de la médecine, c'est en définitive de guérir; et, pour guérir, la première chose à faire c'est de connaître la cause qui a déterminé le mal. En effet, le meilleur mode de traitement préventif et de traitement curatif des hémorrhagies utérines consiste encore dans l'application pratique du précepte donné par nos auteurs :

Sublata causa tollitur effectus.

PREMIÈRE PARTIE

Genèse et étiologie des métrorrhagies en dehors de la grossesse.

Les femmes, en dehors de la grossesse, sont très-exposées aux hémorrhagies de l'utérus. Nous en trouvons l'explication dans l'anatomie et dans la physiologie de l'organe.

I. *Structure.*— La muqueuse utérine reçoit son sang de l'aorte abdominale et de l'artère hypogastrique par l'intermédiaire des branches utéro-ovariennes et utérines. De ces vaisseaux partent des rameaux d'où se détachent des bouquets de fines artères enroulées en spirales et comparables aux artères hélicines des tissus érectiles. Celles-ci se divisent en capillaires d'une ténuité et d'une richesse excessive. Si l'on ajoute à cela la dilatabilité considérable dont jouit le système artériel dans la muqueuse utérine, dilatabilité mise en évidence par les plis longitudinaux que l'on trouve à la face interne de ces vaisseaux, on comprend que l'utérus, par la structure de ses artères, puisse être le siége de congestions actives ou passives et par suite d'hémorrhagies analogues. Des mailles du réseau capillaire partent des veines dépourvues de valvules, réduites à la tunique interne seulement, qui adhère fortement par sa surface externe aux trabécules musculaires de l'organe. Ces vaisseaux présentent des dilatations en ampoule au niveau de leurs anastomoses et de leur origine. Fréquemment anastomosées entre elles, les veines affectent une disposition qui leur a valu le nom de sinus. Elles se jettent dans les plexus utérins, lesquels vont aux plexus pampiniformes, pour aboutir enfin aux veines hypogastriques. Ces plexus sont entourés par les fibres contractiles de l'utérus et des ligaments larges. La contraction de ces muscles trabéculaires, survenant sous l'influence d'une congestion de l'ovaire, arrête le cours du sang dans les plexus et par suite dans l'utérus. Il se produit là un phénomène que Rouget a assimilé le premier à une véritable érection. L'utérus devenu gonflé, turgide, est alors le siége d'une hémorrhagie active. Tel est le mécanisme de l'écoulement cataménial et d'un grand nombre de métrorrhagies.

Enfin la disproportion si notable qui existe entre le volume des troncs veineux efférents et le volume formé par la réunion de toutes les branches qu'ils reçoivent est une cause qui ralentit le dégorgement de l'utérus congestionné. Ajoutons à cela la situation déclive des organes du petit bassin qui entrave le cours du sang veineux en l'obligeant à revenir au cœur, en luttant constamment contre l'action de la pesanteur et en l'exposant aux causes de compression qui peuvent se manifester sur toute la longueur du trajet qu'il a à parcourir.

Ces deux causes réunies expliquent la prédisposition de l'organe aux congestions passives et aux hémorrhagies qui peuvent en être la suite.

II. *Fonctions* — L'utérus, à une certaine époque, est

l'organe par excellence de la femme, de sorte qu'indépendamment de tout acte physiologique direct, il reçoit encore par action réflexe l'impression de toutes les causes capables d'exercer sur ses fonctions en général et sur sa circulation en particulier une influence quelle qu'elle soit. De là, on le conçoit facilement une prédisposition puissante de l'utérus aux congestions actives, et par suite aux hémorrhagies de même nature. De là aussi des hémorrhagies spasmodiques à la suite d'une cause influençant les fonctions du système nerveux ; de là, enfin des hémorrhagies passives à la suite d'une maladie dyscrasique qui aura altéré la composition du sang. La congestion mensuelle dont la matrice est le siége prédispose aux affections hémorrhagipares de cet organe, ou peut du moins développer ces affections quand elles existent déjà. De là une nouvelle cause de métrorrhagies.

On a divisé les métrorrhagies qui se produisent en dehors de la grossesse en métrorrhagie simple et en ménorrhagie. Celle-ci peut se manifester de trois façons différentes. L'écoulement cataménial peut être augmenté en quantité, en durée, en quantité et en durée à la fois ; il peut n'y avoir qu'un simple suintement qui persiste plus ou moins longtemps. C'est ce que les anciens appelaient *stillicidium*, *ploratus* (Astruc) *uteri*. Enfin les règles finissent par devenir irrégulières dans leur apparition. Quelle que soit la variété de ménorrhagie que l'on considère, il se produit un phénomène constant, à savoir une perte de sang plus considérable que la menstruation ne le comporte. Nous ne suivrons pas cette classification dans l'étude que nous allons faire : cela nous exposerait à des redites inutiles. Nous la mentionnons ici afin d'insister sur une particularité importante. C'est que, en vertu de l'état congestif des organes du petit bassin et tout particulièrement de l'utérus à l'époque de la menstruation, comme nous l'avons vu plus haut, les causes que nous énumérons plus loin ont beaucoup plus de chances de produire l'hémorrhagie dans ces conditions que dans tout autre temps. Ajoutons qu'il suffira alors d'une cause déterminante relativement très-faible pour produire un écoulement sanguin. C'est surtout à cette époque que le cathétérisme utérin, l'exagération des rapports sexuels, etc., etc., exposent aux pertes utérines. Les ménorrhagies sont surtout dangereuses par leur périodicité. Comme elles se produisent tous les mois, l'organisme n'a pas le temps de réparer leurs funestes effets, et il reste une congestion qui peut hâter encore la marche des affections causales.

On a encore divisé les hémorrhagies utérines en essentielles et en symptomatiques. Les premières surviendraient sans cause appréciable. De jour en jour, cette classe de métrorrhagies tend à disparaître devant les progrès incessants des sciences médicales. Juteau et Courty admettent les hémorrhagies essentielles. Aujourd'hui, beaucoup d'auteurs contestent leur existence. Lisfranc, sans être aussi affirmatif, dit n'en avoir jamais observé dans le cours de sa vie laborieuse. Nous n'avons donc à nous occuper que des hémorrhagies symptomatiques. Celles-ci reconnaissent des causes très-variées, que l'on peut grouper sous la dénomination de causes prédisposantes et de causes déterminantes. Ces dernières se divisent elles-mêmes en causes déterminantes locales et en déterminantes générales. Il ne faut jamais perdre de vue, dans la recherche des métrorrhagies, que les rôles sont souvent intervertis et combinés de mille façons. C'est ainsi qu'un emménagogue cause une métrorrhagie chez les femmes pléthoriques, et que la pléthore détermine une métrorrhagie chez les femmes dont l'utérus est congestionné par l'usage habituel des emménagogues (1). De là une difficulté inouïe pour classer les causes en prédisposantes et en déterminantes. Toutes les causes prédisposantes peuvent dans certaines conditions jouer elles-mêmes le rôle de causes déterminantes. Notre classification, toute logique qu'elle soit, ne peut donc être mathématiquement rigoureuse. Mais où existe-t-il des divisions tranchées dans la nature ? Ce qui est vrai en histoire naturelle l'est aussi en pathologie. Constatons-le avec le grand Linnée : *natura non facit saltus !*

CHAPITRE PREMIER

CAUSES PRÉDISPOSANTES.

La prédisposition aux hémorrhagies utérines reconnaît des causes générales ou locales.

§ I. *Causes prédisposantes générales.*

Au nombre des causes prédisposantes générales, nous trouvons l'âge, le tempérament, l'hérédité, les professions et les habitudes, le climat, la température et l'altitude, l'alimentation et certaines constitutions médicales.

(1) Compendium de médecine pratique.

I. *Age.* — On pourrait établir que la prédisposition aux hémorrhagies utérines s'accroît à mesure que l'individu avance dans la vie (Compendium).

1° L'enfance est peu prédisposée aux métrorrhagies. Remarquons, toutefois, qu'à cet âge, une hémorrhagie utérine, qui a duré deux ou trois jours au plus, entraîne à sa suite une très-grande débilité, lors même que l'écoulement sanguin aurait été peu considérable. La matrice étant encore peu développée, ses affections sont rares. Cependant Carron du Villards cite un cas de polype avec engorgement du corps utérin, observé chez une petite fille de 7 ans. Tous les jours, on voit nombre de personnes faire remonter l'origine de leurs souffrances utérines en deçà de la puberté. Terminons en signalant une prédisposition spéciale à quelques enfants, en vertu de laquelle l'utérus, qui sera plus tard le siége d'un écoulement mensuel, semble essayer sa force avant l'époque où cette grande fonction s'établira définitivement. C'est ainsi que Gendrin cite une famille dans laquelle toutes les filles ont été atteintes, durant trois générations, d'hémorrhagies utérines, revenant irrégulièrement entre 6 et 8 ans. Une seule de ces filles en a été exempte, mais elle a eu des épistaxis fréquentes qui n'ont cessé que deux ans après l'établissement des règles. Ce n'est pas une ovulation franche qui se produit alors, c'est une hémorrhagie simple. De la Motte a cité des cas du même genre. Nous avons recueilli une observation dans la *Gazette obstétricale de Paris* (Voir obs 1). Van den Bosch a cité des hémorrhagies utérines chez une enfant de 8 ans, qu'il rattache à la présence de vers dans le tube digestif.

2° Au moment de la puberté, l'utérus sort de son inertie, et devient, dit Lisfranc, un centre d'irradiation sympathique : toutes ses affections retentissent sur l'économie entière, et réciproquement. De plus, nous voyons, dès cette époque, l'effort menstruel amener, pendant tout le cours de l'âge adulte, la répétition mensuelle des congestions de l'utérus et prédisposer ainsi cet organe aux hémorrhagies. Cette congestion répétée est essentiellement favorable au développement d'un grand nombre de causes déterminantes que nous énumérons plus loin; c'est ainsi que les cancers, les polypes, etc. acquièrent un plus grand développement. De là la fréquence de la ménorrhagie.

3° *Ménopause.* — Si la menstruation ne s'établit parfois qu'à la suite d'hémorrhagies plus ou moins abondantes, comme on l'observe chez quelques chlorotiques, il arrive fréquemment aussi qu'à son déclin elle s'accompagne de métrorrhagie. Il y a par le fait seul de la ménopause, cessation absolue d'une congestion qui se répétait tous les mois depuis trente ans au moins; on conçoit alors que si cette fonction ne s'éteint pas d'une manière progressive, elle puisse déterminer par sa disparition subite une hémorrhagie plus ou moins grave. Parfois on ne constate qu'une seule hémorrhagie, mais elle est abondante. Plus souvent on en observe plusieurs qui alternent avec l'aménorrhée, mais toujours sans lésion utérine. Celà se voit chez les femmes dont les règles sont habituellement abondantes, ou, au contraire chez celles dont l'utérus est affaibli par des accouchements ou des avortements répétés. Il est des femmes qui, cherchant à se tromper elles-mêmes, emploient des emménagogues à l'époque de la ménopause pour faire revenir leurs règles auxquelles elles attribuent la conservation de la fraîcheur et de la beauté (Royer-Collard). Nous n'avons pas besoin d'insister sur l'imprudence de pareilles habitudes.

4° Après la ménopause, on voit fréquemment apparaître des affections organiques de l'utérus. C'est ainsi qu'on rencontre des femmes âgées qui s'imaginent que leurs règles sont revenues. Sans chercher à vouloir approfondir les causes de cette coïncidence, on peut croyons-nous, attacher une certaine importance à une persistance anormale du molimen menstruel qui, au lieu de disparaître, se répéterait tous les mois, sans donner lieu, cependant, à un écoulement sanguin, et finirait ainsi par amener une altération organique plus ou moins grave. Quoi qu'il en soit, si l'hémorrhagie a lieu quelques mois après les dernières règles, elle peut être due à la maturation d'un ovule retardataire; mais, au bout de plusieurs années, cette explication n'est plus possible; alors l'hémorrhagie est symptomatique d'une lésion utérine, et cette lésion est le plus souvent un cancer.

Quelques auteurs ont émis l'opinion que ces affections organiques sont plus fréquentes chez les femmes vierges, dont l'utérus n'a pas rempli pendant les époques physiologiques les fonctions pour lesquelles il avait été destiné. C'est ce que Rodric a constaté dans les cloîtres (1). Il y aurait dans ce cas une excitation organique non satisfaite qui, au lieu de cesser à la ménopause se prolongerait au-delà de cette époque, et,

(1) Rodric a Fonseca, De morbis virginum qui intra clausuram curari nequeunt.

ne trouvant plus alors une dérivation salutaire dans l'écoulement menstruel, pourrait occasionner des vices de nutrition importants. Nous ne nous arrêterons pas à discuter cette opinion, qui nous paraît très-hasardée. Remarquons seulement que les femmes qui, dans les couvents, vivent à l'abri de toutes les excitations du monde, et se privent des jouissances les plus naturelles pour pratiquer les mortifications et l'abstinence et s'adonner aux méditations comtemplatives, ces femmes-là, disons-nous, ne peuvent être sujettes à une maladie qui reconnaîtrait pour cause un besoin ou des désirs non satisfaits.

II. *Tempérament.* — 1° Le tempérament sanguin est une cause prédisposant aux hémorrhagies actives. C'est ce que l'on constate surtout chez les jeunes femmes des villes de vingt à quarante ans, brunes, fortes, appartenant à la classe aisée de la société, qui vivent dans le luxe et dans l'oisiveté, prennent peu d'exercices, usent sans modération d'une nourriture succulente, de liqueurs excitantes, ont des règles habituellement abondantes, et présentent de temps à autre les signes de la pléthore. Ces femmes ont déjà le sang très-riche en globules; et, comme leurs habitudes hygiéniques augmentent encore l'apport, tout en réduisant la dépense au minimum, tous les organes se congestionnent, et principalement l'utérus, dont les fonctions sont arrivées à cette époque à leur maximum d'activité. Aussi c'est vers lui que se concentre tout l'effort hémorrhagique. On conçoit que, dans ces conditions, une hémorrhagie modérée puisse être parfois un bienfait de la nature. Stahl la regarde comme pouvant dissiper la migraine, affection si fréquente chez les femmes pléthoriques. C'est pourquoi, il est des cas où, loin d'empêcher la perte de sang de se produire, le médecin doit chercher à provoquer l'hémorrhagie pour combattre cet état de pléthore locale. Mais il ne faudrait pas s'exagérer le bienfait d'une métrorrhagie survenant dans ces conditions : ce serait tomber dans l'erreur opposée.

2° Le tempérament bilieux prédispose aux mêmes effets, surtout quand il vient compliquer le tempérament sanguin. On verra plus loin l'influence des affections bilieuses sur la production des métrorrhagies.

3° Le tempérament nerveux prédispose aux hémorrhagies spasmodiques. C'est l'apanage des jeunes femmes ardentes, passionnées, très-impressionnables en un mot. La susceptibilité nerveuse augmente avec la civilisation et aussi avec les maladies qui en sont la conséquence. Le nervosisme, l'hystérie, si l'on préfère, est à ce tempérament ce que la pléthore est au tempérament sanguin. Les lectures malsaines, les spectacles indécents, les désirs non satisfaits etc., augmentent encore la surexcitation du système nerveux. Sous cette influence, des troubles plus ou moins graves se manifestent du côté des principales fonctions et en particulier du côté des fonctions circulatoires. La circulation est irrégulière. C'est dans ce cas que l'on peut voir l'anémie d'un organe, du cerveau, par exemple, coïncider avec la pléthore du côté de l'utérus. Lorsque le système nerveux est ainsi ébranlé, l'hémorrhagie est rarement assez considérable pour occasionner des accidents mortels. (Voir obs. 2, 3, 4).

4° Le tempérament lymphatique prédispose aux hémorrhagies passives. C'est ainsi que les jeunes filles blondes, d'une constitution délicate, à peau blanche et fine, à pommettes fortement colorées, à menstruation prématurée, abondante, irrégulière, qui ont avec cela une répugnance invincible pour le mouvement, pour tout exercice musculaire un peu fatigant, etc., sont prédisposées à ce genre d'hémorrhagies. La constipation, si fréquente chez ces jeunes personnes, contribue aussi, par la pléthore locale plus ou moins intense qu'elle détermine du côté du bassin, à congestionner l'utérus d'une manière active. Souvent le tempérament lymphatique se complique d'un véritable état morbide : l'anémie. C'est ce qu'on voit dans les villes, dans les classes riches comme dans les classes pauvres de la société. C'est ainsi que, dans les villes populeuses et manufacturières (Paris, Lyon, Saint-Quentin, etc.), on rencontre une multitude de femmes qui mènent une vie sédentaire, dans des ateliers bas et humides, au milieu des privations ou des excès de tous genres. De même à la campagne, dans les pays de marécages, sur les montagnes exposées aux variations atmosphériques, on observe les mêmes accidents chez les paysannes qui habitent des réduits obscurs et humides et se contentent d'une nourriture grossière et insuffisante. Toutes ces causes d'anémie finissent par produire la chlorose, par suite de l'engorgement chronique de l'utérus. Dans tous ces cas, la stase veineuse est favorisée par la mollesse du tissu, qui permet aux veines de se laisser distendre, et diminue leur contractilité naturelle. On sait d'ailleurs que, chez les anémiques, les vaisseaux restent longtemps variqueux après une congestion, et que les plaies ou les ulcérations qui ont déterminé l'hémorrhagie se cicatrisent alors lentement. Enfin le sang appauvri renferme moins de globules; aussi les pertes sont-elles pâles, rosées, séreuses. L'albumine est aussi en moins grande abondance, de là l'œdème que l'on observe aux membres inférieurs dans ces circonstances. Le sérum devient moins riche en sels qu'à l'état normal. Bientôt même la fibrine diminue de quantité. Alors, devenu moins plastique, le sang peut facilement être exhalé à la surface de la muqueuse utérine : soit qu'il filtre simplement à travers les vaisseaux, en ne laissant transsuder avec le sérum que la matière colorante, car nous ne saurions admettre que la diapédèse des globules rouges suffise par elle seule à produire une hémorrhagie notable ; soit que les parois vasculaires se laissent déchirer plus facilement en raison de l'état général de la constitution. Les hémorrhagies qui se déclarent dans ces circonstances peuvent être fort graves et amener même la mort en raison de leur abondance excessive (Voir obs. 5 et 25).

Ajoutons que ces divers tempéraments peuvent fort bien se compliquer les uns les autres. Quelle est la femme à tempérament sanguin, lymphatique ou bilieux qui n'est pas en même temps plus ou moins nerveuse? La combinaison du tempérament nerveux avec le tempérament sanguin est certainement une des causes prédisposantes les plus efficaces pour provoquer les hémorrhagies utérines.

Nous rapprocherons des tempéraments une cause assez rare d'hémorrhagie utérine, qui est encore peu connue, nous voulons parler de l'embonpoint (Voir obs. 6). Dancel est, croyons-nous, celui qui s'est occupé le premier de cette question. Sous l'influence de l'embonpoint, les règles peuvent cesser de paraître; puis surviennent des pertes utérines continues, et cela sans maladie appréciable du côté de la matrice. Les règles étaient pâles et moins abondantes dans les derniers temps; et, lorsqu'a lieu la métrorrhagie, le sang est rosé, rarement coagulé en caillots fibrineux. Les indices tirés de l'état du sang pourraient faire croire que l'on est en présence d'une hémorrhagie utérine reconnaissant pour cause l'anémie. Il n'en est rien : le régime tonique n'apporte aucune modification à ces pertes répétées. Il faut diriger le traitement contre l'obésité elle-même si l'on veut triompher du mal. Il semble que, dans ces conditions, le tissu utérin soit dépourvu d'énergie organique et que sa trame lâche et ramollie ne soit plus assez résistante pour empêcher le sang de sortir des vaisseaux.

III. *Hérédité.* — L'hérédité est une cause prédisposante qui n'est malheureusement que trop fréquente. C'est ainsi que l'on voit se transmettre les affections organiques qui produisent directement la métrorrhagie, et les états constitutionnels qui prédisposent aux hémorrhagies utérines (Bayle, Lisfranc).

IV. — *Professions, habitudes.* — Nous avons déjà indiqué, dans l'étude des tempéraments, l'action funeste de la vie sédentaire. Sous cette influence, se manifeste l'atonie du système nerveux, et l'utérus se congestionne d'une manière passive; aussi les règles sont-elle à la fois plus abondantes et plus fréquentes. Elles peuvent même revenir régulièrement tous les quinze jours. Dans ce cas, il faut bien se garder de suspendre brusquement l'hémorrhagie, dont la fréquence est devenue constitutionnelle. C'est la cause qu'il faudra combattre tout d'abord.

Nous n'insisterons pas sur les professions. Cependant nous ne saurions passer sous silence une question très-intéressante, à savoir l'influence des machines à coudre sur la production des métrorrhagies. Ces machines nécessitent un genre d'exercice qui congestionne le système génital. Ce qui le prouve, c'est que les femmes qui travaillent avec une seule pédale sont simplement fatiguées, anémiées; tandis que celles qui se servent des machines dites américaines ou à deux pédales, éprouvent, indépendemment de la fatigue occasionnée par la station assise dans une position pénible, une excitation toute spéciale des organes génitaux. Cette excitation est due aux frottements exercés sur la vulve par les mouvements alternatifs d'élévation et d'abaissement des membres inférieurs qui agissent en sens inverse. Cette titillation, s'étendant jusqu'au clitoris, détermine un état d'éréthisme permanent de tout le système. Il y a parfois ovarite aiguë (voir obs. 7). Nous savons que plusieurs auteurs ont nié cette cause. Nous la croyons très-réelle, mais il ne faudrait pas se l'exagérer. On pourrait la prévenir, soit en écartant davantage les deux pédales l'une de l'autre, soit en remplaçant le mouvement alternatif par un mouvement simultané.

V. *Climat, température, altitude.* — Les métrorrhagies sont fréquentes dans les climats chauds (Blumenbach, Bontius), dans les climats froids et humides (Hippocrate). Une chaleur artificielle trop forte produit aussi les mêmes résultats (Boerhaave, Morgagni). Boerhaave cite l'abus des chaufferettes en Hollande comme pouvant occasionner les métrorrhagies. C'est du reste ce qui a lieu pour toutes les hémorrhagies, la chaleur favorisant l'accumulation du sang dans les organes. La chaleur du lit elle-même peut jouer le rôle de cause prédisposante. C'est pourquoi, dans le traitement des métrorrhagies, on doit avoir grand soin non-seulement de maintenir le siége élevé afin de favoriser la circulation veineuse en retour, mais aussi de ne pas faire reposer le bassin sur un coussin trop mou, sur lequel il s'enfonce et s'échauffe. Le passage d'un climat froid à un climat chaud peut produire des hémorrhagies utérines, parce que, dans ces circonstances, l'activité circulatoire est augmentée. Dans tous ces cas, il se produit des hémorrhagies actives. Quant à l'influence exercée par les climats froids et humides, d'après le Père de la médecine, on peut l'expliquer par le même mécanisme que celui en vertu duquel se produisent les métrorrhagies passives.

L'altitude est importante à considérer. Saucerotte nous a appris que les femmes qui habitent les montagnes des Vosges sont très-exposées aux hémorrhagies utérines et aux avortements. Il est certain aussi qu'on les préserve de tous ces accidents en les faisant descendre dans les plaines. Les femmes qui passent brusquement d'un endroit où la pression extérieure est élevée à un autre où la pression barométrique est moindre, contractent souvent les mêmes affections. Tous ces effets s'expliquent par la rupture d'équilibre entre la pression intérieure du sang qui est constante et la pression atmosphérique, qui va en diminuant dans les cas que nous considérons ici. Avouons toutefois que l'action de ces causes est peu considérable, et que bien souvent alors il faut expliquer l'hémorrhagie par l'intervention d'autres causes secondaires.

VI. *Alimentation.* — Nous savons qu'une nourriture trop abondante, des mets âcres, épicés, de haut goût, des boissons excitantes, comme le café et les liqueurs, les emménagogues dont certaines femmes font un fréquent abus, sont autant de causes prédisposantes d'hémorrhagies actives. L'alcool agit encore d'une autre façon. Sous l'influence de l'abus prolongé des boissons alcooliques, les parois vasculaires elles-mêmes s'altèrent et subissent la déformation athéromateuse qui les rend cassantes et friables. Enfin une alimentation insuffisante, débilitante ou de mauvaise qualité est une cause prédisposante d'hémorrhagies passives par l'altération qu'elle détermine dans la composition du sang.

VII. *Constitution médicale.* — A plusieurs époques, se sont déclarées des épidémies de métrorrhagies reconnaissant pour cause une constitution médicale spéciale. Telles sont les constitutions médicales signalées par Fincke dans l'épidémie du Tecklembourg ; par Boucher (1758), dans une épidémie de fièvre bilieuse observée à Lille; par Stoll, dans une épidémie observée à Vienne en 1778; par Mattéi en 1866, avant l'invasion du choléra. Déjà, en 1599, les médecins de Breslau avaient été témoins d'une épidémie dans le cours de laquelle un grand nombre d'hémorrhagies utérines s'étaient déclarées.

VIII. Enfin d'une manière générale, tout ce qui peut favoriser le développement d'une des causes déterminantes que nous analyserons plus loin, est une cause indirecte d'hémorrhagie utérine, et peut être considéré comme une cause prédisposante de la métrorrhagie.

§ 2. *Causes prédisposantes locales.*

Parmi les causes prédisposantes locales, nous mentionnerons les affections dont l'utérus est le siége, ses déplacements, les altérations des viscères du voisinage, et les maladies des organes capables de produire nn obstacle au cours du sang veineux qui revient de la matrice.

I. *Maladies de l'utérus.* — Toutes les affections dont l'utérus peut être le siége prédisposent plus ou moins l'organe aux hémorrhagies, si elles ne les déterminent pas par elles-mêmes directement. Nous aurons à y revenir en détail lorsque nons étudierons l'influence des causes déterminantes sur la métrorrhagie.

Disons seulement ici que la pléthore utérine, soit primitive, soit consécutive aux affections des organes contenus dans le petit bassin, est une cause prédisposante très-puissante. C'est à elle qu'il faut rapporter la facilité avec laquelle se produisent les ménorrhagies, à la suite de causes insignifiantes, qui n'auraient certainement pas été capables de déterminer par elles-mêmes la perte sanguine, si l'utérus ne s'était pas trouvé sous l'influence de ce molimen hœmorrhagicum qui précède et accompagne les règles. La métrite aiguë, mais surtout la métrite chronique, l'habitude des lencorrhées (Peu), la sensibilité exaltée de l'utérus constitutionnelle ou acquise, les grossesses et avortements trop fréquents et surtout trop rapprochés, les tumeurs de toute nature, les affections organiques de la matrice, par la congestion répétée qu'elles déterminent dans leur voisinage, ou par les ulcérations qu'elles occasionnent, sont autant de causes qui prédisposent fréquemment aux hémorrhagies. Beaucoup plus souvent les maladies de l'utérus jouent le rôle de causes déterminantes.

II. *Déplacements de l'utérus.* — Les déplacements de toute nature, dont l'utérus peut être le siége, sont une cause fréquente d'avortements, aussi aurons-nous à y revenir avec détails dans la seconde partie de cette thèse. Nous devons nous borner ici à considérer ces déplacements comme favorisant la métrorrhagie en rendant la matrice plus accessible aux influences extérieures qu'elle ne l'est à l'état normal. C'est ainsi que l'on doit envisager les effets produits par l'élévation, les déviations, l'inversion, et le prolapsus de l'utérus. Plus tard, nous étudierons l'influence de ces déplacements, comme cause déterminante. Mais ici contentons-nous de signaler l'influence de l'inversion et du prolapsus, surtout, comme cause prédisposante. Indépendamment de la constipation qui peut en résulter, on peut, si ces altérations ont atteint leur complet développement, voir l'utérus pendre entre les cuisses de la femme, et la muqueuse changer complétement de structure. Dans ces circonstances, l'organe est directement accessible aux influences extérieures, surtout si la chute de la matrice est récente et si les muqueuses n'ont pas encore revêtu quelques-uns des caractères de la peau, comme il arrive au bout d'un certain temps. (Voir observ. 8).

III. *Lésions des annexes de l'utérus.* — L'inflammation, la congestion, les tumeurs de toute nature qui se développent dans les ligaments larges, dans les trompes, dans les ovaires, dans le péritoine, ou dans les organes du voisinage, tels que la vessie (rétention d'urine), et le rectum (constipation, hémorrhoïdes, etc.), sont autant de causes prédisposantes, et voici comment elles agissent. Indépendamment de la compression que toutes ces tumeurs exercent sur les vaisseaux qui charrient le sang veineux revenant de l'utérus, on voit, sous leur influence, un afflux sanguin plus ou moins intense se développer dans l'organe affecté et dans les parties voisines. L'utérus, dont les vaisseaux se trouvent en rapport avec ceux des organes précédemment énumérés, subit à un très-haut degré l'influence de l'effort hémorrhagique ; et, en vertu de sa structure et de ses fonctions, il trouve dans les affections des organes du petit bassin une prédisposition toute spéciale aux hémorrhagies. A toutes les phases de la pelvi-péritonite (Bernutz et Goupil), mais surtout au commencement et à la fin, on voit apparaître des hémorrhagies utérines dans le stade d'acuité, ou après une recrudescence plus ou moins éloignée du début de l'affection. La perte est généralement peu abondante, le sang distille goutte à goutte ou d'une manière continue, soit spontanément, soit à la suite de l'application de cataplasmes chauds nécessités par les douleurs hypogastriques. Ces pertes sont plus communes dans les pelvi-péritonites puerpérales, mais surtout fréquentes dans les pelvi-péritonites menstruelles. Dans ces derniers cas, ce sont surtout des écoulements de lochies abondantes et des ménorrhagies qui se produisent alors. Les métrorrhagies de la période cachectique des pelvi-péritonites sont beaucoup plus fréquentes que celles de la période aiguë. Elles sont passives, mais souvent elles se déclarent par poussées, preuve d'une certaine acuité dans leur développement. Elles augmentent la débilité qui a amené les pertes et causent une nouvelle hémorrhagie (1). Mais ce sont surtout les maladies de l'ovaire qui paraissent influencer l'utérus plus particulièrement. Telles sont la congestion par névralgie lombo-abdominale, l'ovarite chronique, l'apoplexie, les kystes, les hématocèles, les tumeurs de toute nature. Toutes ces affections agissent sur l'ovaire comme l'ovule dans le phénomène de la menstruation, par action réflexe sur les trabécules musculaires qui empêchent la circulation veineuse en retour, en comprimant les plexus. Cette excitation, partie de l'ovaire, pour aboutir à l'utérus, avait fait donner au premier organe par les anciens, le nom de *pars mandans*, et celui de *pars recipiens* au second. Parfois le phénomène est plus complexe encore. C'est ainsi que les corps fibreux de l'utérus semblent déterminer la métrorrhagie en congestionnant préalablement l'ovaire par sympathie. Nous reviendrons plus loin sur ce sujet intéressant.

IV. *Maladies des organes éloignés.* — Nous considérons ici les affections capables de ralentir le cours du sang veineux qui revient de l'utérus ; celles-ci sont nombreuses. Leur mécanisme est trop simple pour

(1) Bernutz et Goupil, Cliniq. médic, sur les mal. des femmes, Paris, 1863, t. II.

que nous y insistions plus longuement. Ce sont les maladies du cœur, mais surtout les affections de la valvule mitrale (Courty), par la gêne qu'elles occasionnent dans la circulation de la veine cave inférieure; les tumeurs abdominales telles que celles du foie (hépatite, fièvres à forme bilieuse), de la rate (leucocythémie, fièvres intermittentes), par la gêne qu'elles occasionnent dans la circulation de la veine porte et de ses branches; enfin les troubles des fonctions respiratoires (bronchite, grippe, etc.), par la gêne qu'apporte à la circulation abdominale la pression des anses intestinales sur les gros vaisseaux, par contraction du diaphragme, dans les efforts de toux, les inspirations forcées, etc., etc. Quoi qu'il en soit, le ralentissement du cours du sang dans les gros troncs veineux entraîne celui de la circulation dans les sinus; la stase sanguine distend les capillaires, puis, l'élasticité de la paroi veineuse étant rompue, il se produit une hémorrhagie passive.

V. — Enfin tout ce qui peut donner naissance aux causes déterminantes locales peut être considéré comme prédisposant d'une manière indirecte l'utérus aux hémorrhagies.

CHAPITRE II.

CAUSES DÉTERMINANTES LOCALES.

Par causes déterminantes locales des métrorrhagies, on doit entendre toutes les causes capables de produire les hémorrhagies de l'utérus en agissant directement sur cet organe. Toutes les causes prédisposantes peuvent devenir déterminantes quand leur action est énergique et prolongée. Quoi qu'il en soit, ces causes peuvent se ranger sous deux paragraphes : le traumatisme et les maladies de l'utérus.

§ 1. *Traumatisme.*

La nature semble avoir épuisé toutes ses ressources pour mettre l'utérus à l'abri du traumatisme. Elle a placé cet organe au niveau précis du centre de gravité du corps de la femme, au fond d'une cavité à parois très-solides, formées par le sacrum et les os iliaques. Des symphyses résistantes unissent ces os entre eux, et permettent tout au plus aux surfaces articulaires un léger mouvement de glissement. A ce mouvement, se joint un certain degré d'écartement quand les ligaments se ramollissent, comme ils le font au moment de l'accouchement, afin de favoriser par leur distension le passage du corps du fœtus. Cette paroi résistante est capitonnée à son intérieur par un tissu souple, contractile et spongieux, formé pas les muscles du petit bassin. Ceux-ci sont eux-mêmes tapissés par le péritoine, doublé d'une couche cellulo-adipeuse très-lâche et très-extensible. Au centre de cette heureuse disposition, l'utérus, le col fixé en bas et en avant au sommet du conduit vaginal, est maintenu en position par les ligaments ronds, les ligaments utéro-sacrés, les ligaments vésico-utérins, mais surtout par les ligaments larges. Ainsi fixé, il jouit d'une mobilité (1) peu étendue sans doute, mais suffisante pour

(1) Gendrin (Traité philos. de méd. prat., Paris, 1838, t. II) trouve que les liens lâches et extensibles de l'utérus lui permettent de recevoir au plus haut degré l'influence de tous les ébranlements physiques. A cela nous répondrons qu'à l'état normal les ligaments qui soutiennent l'utérus ne sont pas si lâches que cela ;

le mettre à l'abri des causes de compression provenant de la vessie ou du rectum, durant les alternatives de déplétion et de réplétion de ces différents organes. Que l'on ajoute à cela les trompes et les ovaires sur les côtés, les intestins en arrière et au-dessus, le réservoir urinaire en avant, le plancher périnéal au-dessous, organes qui forment tout autour de lui une sorte d'atmosphère, à la fois gazeuse, liquide et élastique, et l'on verra que la nature a tout fait pour protéger contre les influences extérieures l'organe reproducteur du genre humain.

Eh bien! malgré cette admirable disposition, l'utérus est trop souvent encore accessible au traumatisme. Pour jeter un peu de clarté sur cette question, nous diviserons cette étude en trois parties, et nous passerons successivement en revue le traumatisme accidentel, le traumatisme par manœuvres chirurgicales, et cette espèce de traumatisme que l'on pourrait appeler physiologique, par ce qu'il résulte de l'usage abusif des fonctions organiques de ce viscère.

I. *Traumatisme accidentel.* — L'utérus est exposé aux plaies et aux contusions.

1° Les plaies utérines sont produites par des instruments tranchants, piquants ou contondants, par les armes à feu, ou par arrachement. Nous éliminerons les plaies empoisonnées; les plaies par morsures seront étudiées plus loin; quant aux plaies causées par des coups de cornes de taureau, ce sont des plaies

de sorte que, semblable à la boussole des navires à deux axes de suspension, l'utérus trouve plutôt, dans la disposition de ses ligaments, un abri contre les secousses qui lui viennent du dehors.

occasionnées par instruments à la fois piquants et contondants. Toutes ces plaies sont fort rares dans l'état de vacuité. On le comprend facilement en tenant compte de la situation profonde de l'organe. D'ailleurs, elles sont toujours tellement compliquées, qu'elles disparaissent, pour ainsi dire, devant des lésions bien autrement graves, telles que rupture des parties molles, périnée et abdomen, fracture des os, etc. Ces dernières peuvent se compliquer d'esquilles qui blessent directement l'utérus sous-jacent. Quoi qu'il en soit, le sang peut, dans ces circonstances, s'écouler par le vagin ou s'épancher dans la cavité péritonéale. Pour ce qui concerne les ruptures et l'arrachement de la matrice, nous en parlerons dans la seconde partie de cette thèse.

2° La contusion peut être directe ou indirecte. Dans le premier cas, le coup, le choc qui l'a produite n'a agi sur l'utérus qu'après avoir contus ou déchiré les parties qui entourent cet organe. Parfois des fragments d'os, brisés par le choc, vont contondre également le corps utérin. C'est ce qui arrive quelquefois à la suite des fractures du bassin. Plus souvent la contusion est indirecte ; c'est ainsi qu'on l'a vue survenir après une chute sur les pieds, sur les genoux, sur les fesses, sur la colonne vertébrale, etc. Dans toutes ces circonstances, l'hémorrhagie peut avoir lieu ; elle peut présenter les trois formes génériques que nous avons décrites au commencement de nos généralités. La contusion n'a lieu ordinairement que lorsque l'utérus est distendu par un produit morbide, ou bien par le produit de la conception.

II. *Manœuvres chirurgicales.* — Les manœuvres

chirurgicales peuvent produire la métrorrhagie de plusieurs façons différentes. Dans certains cas, l'écoulement de sang provient de manœuvres que l'on pourrait qualifier d'imprudentes, telles que : le cathétérisme utérin à l'approche des règles, les caustiques employés d'une manière intempestive, les corps étrangers laissés accidentellement dans l'utérus, etc. Les sangsues, appliquées sur le col, occasionnent parfois une véritable perte ; les petites morsures laissent écouler une grande quantité de sang, et l'on peut être obligé de recourir au tamponnement pour sauver la vie de la femme. Bernutz renonce à la cautérisation de la cavité du col et du corps par le nitrate d'argent, quand la muqueuse est le siége d'un catarrhe avec prédisposition à l'hémorrhagie. Ce n'est pas qu'alors la métrorrhagie soit en général bien grave ; mais gare à la recrudescence d'une ancienne pelvi-péritonite, si cette affection existait antérieurement. Peut-être le crayon n'agit-il ici que par sa rigidité. Il vaut mieux alors se servir du crayon de tannin et glycérine, d'un pinceau trempé dans la teinture d'iode, ou dans la solution de nitrate acide de mercure (voir observ. 9). Enfin mentionnons pour mémoire les accidents qui peuvent survenir du côté de l'utérus dans le cours d'une opération sur les parties voisines.

Les manœuvres chirurgicales, que j'appellerai intentionnelles, c'est-à-dire les opérations que l'on effectue sur l'utérus, donnent en général une très-petite quantité de sang. Citons parmi celles-ci : le débridement de l'orifice utérin dans le cas d'imperforation du col, congénitale ou accidentelle, la ponction avec le trocart dans le cas de tympanite, d'hydromètre, etc., l'extirpation des polypes ou de toute autre tumeur par arrachement, l'abrasion avec la curette de Récamier, pour enlever les végétations fongueuses développées dans la cavité utérine, l'excision du col dans le cas de cancer, de tumeur fibreuse, etc. Dans ce dernier cas, l'hémorrhagie peut être très-considérable et devenir une complication très-sérieuse de l'opération. C'est pour éviter ce grave inconvénient que l'on a imaginé les procédés dans lesquels on ne se sert pas d'instruments tranchants, mais d'instruments constricteurs tels que l'écraseur linéaire, etc.

III. *Traumatisme physiologique.* — Nous avons donné plus haut l'explication de ce terme. Ce genre de traumatisme reconnaît deux causes : les rapports sexuels et l'onanisme.

1° Les rapprochements sexuels immodérés produisent un ébranlement de l'organe qui aboutit à une contusion, à une plaie contuse, ou à une simple congestion. Bien que, dans cette circonstance, la cause traumatique soit relativement peu puissante, elle n'en produit pas moins des effets très-graves, et cela pour deux raisons : la première, par ce que cette cause agit directement sur l'organe par le seul endroit où il soit immédiatement accessible, le conduit vaginal; la seconde, parce que la matrice se trouve alors dans un état de turgescence arrivé au summum d'intensité, ainsi que les organes du voisinage et en particulier les deux ovaires. Alors l'hémorrhagie peut être légère ; mais aussi, elle peut être grave, soit par elle-même, soit en raison du traumatisme qui l'accompagne, d'où la production de métrite, de pelvi-péritonite, etc. Ces lésions se produisent surtout chez les femmes chlorotiques, sujettes au catarrhe utérin, conservant des vestiges de pelvi-péritonite ancienne, etc. Ces causes agiront avec plus de certitude encore si la femme est sur le point d'avoir ses règles et à plus forte raison si la menstruation est dans son cours.

2o L'onanisme peut pour les mêmes raisons et dans les mêmes circonstances produire la métrorrhagie. Mais, outre l'action débilitante spéciale qui s'exerce sur toute l'économie à la suite de ces manœuvres honteuses, il faut bien remarquer qu'il se présente ici quelques complications qui n'existaient pas dans le cas précédent. Indépendamment des plaies directes, citons la possibilité de la pénétration de corps étrangers dans la cavité utérine. Le fait est rare, mais il est possible, et peut amener des hémorrhagies tant que ce corps étranger n'est pas expulsé. Nous avons vu deux cas où le corps étranger, par une aberration incroyable, avait été introduit dans la vessie. La première fois, c'était dans le service de M. le professeur Gosselin à la Charité en 1868; il s'agissait d'un porte-plume en ivoire, de la grosseur du doigt; la malade succomba trois jours après son extraction par dilatation digitale de l'urèthre. La seconde fois, nous remplissions les fonctions d'interne chez M. de Saint-Germain, en 1872, à l'hôpital Saint-Antoine. Le corps en question était un crayon ordinaire de 6 à 7 centimètres de long, taillé à l'une de ses extrémités. La dilatation uréthrale, pratiquée avec le doigt guidant une pince, rendit l'extraction facile, et la malade fut heureusement délivrée.

§ 2. *Affections utérines.*

Les affections utérines qui peuvent déterminer la métrorrhagie sont extrêmement nombreuses. Nous avons vu précédemment qu'elles pouvaient jouer le rôle de causes prédisposantes. Elles déterminent l'hémorrhagie, soit en attirant les fluides vers le bassin, soit en imprimant une plus grande activité à la circulation artérielle, soit en gênant par compression la circulation du sang dans les veines, soit en produisant des ulcérations qui ouvrent directement les vaisseaux, soit en provoquant les contractions de l'organe, par leur présence seule ou par la douleur qu'elles déterminent, soit en excitant l'ovaire par action réflexe, soit enfin en causant une décomposition du fluide sanguin. Un mot maintenant sur chacune de ces affections.

1° La première et la plus simple de toutes, c'est la fluxion (Courty) : mouvement sanguin vers l'utérus avec symptômes de molimen analogues à ceux des règles, mais plus intenses, plus courts, à répétitions fréquentes, à retours brusques. Cet afflux de sang peut aller jusqu'à l'hémorrhagie, surtout dans la fluxion chronique (fluxion à répétition).

2° La congestion, ou plénitude du système vasculaire sanguin de l'utérus est aiguë ou chronique. Elle peut être produite par la suppression subite des règles. Quoi qu'il en soit, l'utérus dans cet état est très-prédisposé aux hémorrhagies. Si la menstruation apparaît, l'utérus étant congestionné, la perte mensuelle est plus abondante qu'à l'état normal ; il se produit une véritable ménorrhagie.

La congestion aiguë répétée amène la congestion chronique. Dans ce cas, l'utérus est tellement prédisposé à l'hémorrhagie que la métrorrhagie peut survenir pour la moindre cause, telle que: émotions morales, secousses un peu brusques déterminées par le saut, la danse, l'équitation, etc. C'est en produisant une congestion chronique qu'on voit les grossesses et les fausses couches répétées, mais surtout rapprochées, amener si facilement les hémorrhagies utérines. Ainsi agissent la surexcitation continuelle des organes génitaux, l'abus habituel des emménagoges pour faire venir les règles, etc., etc.

3° La fluxion aiguë ou métrite érythémateuse, désignée sous le nom de tumeur fluxionnaire de l'utérus, survient chez les femmes anémiques et nerveuses et produit chez elles des métrorrhagies abondantes et de longue durée. Ces tumeurs fluxionnaires passagères ne déterminent pas toujours l'hémorrhagie : c'est une question d'intensité (*Gazette des Hôpitaux*, 17 juillet 1869).

4° La métrite, ou inflammation de l'utérus, est aiguë ou chronique ; dans ce dernier cas, elle s'accompagne fréquemment de fluxion, de congestion, et d'après Bernutz, de pelvi-péritonite. Sous l'influence de l'inflammation, l'utérus est rendu plus impressionnable, et toute cause d'excitation, incapable à l'état normal de produire une perte, aura dans ces conditions une influence considérable. C'est ce qui arrivera en particulier dans les cas suivants : rapprochements sexuels, présence d'un pessaire dans le vagin, action subite du froid, fatigues dans la marche, chute légère sur les fesses, etc. En second lieu, la métrite, mais surtout la métrite catarrhale, produit une chute continuelle de l'épithélium, et met à nu les capillaires enflammés. Des érosions, parfois même de véritables ulcérations, sont possibles dans ces conditions ; toutes ces altérations peuvent, en détruisant les parois des vaisseaux, causer une hémorrhagie plus ou mois abondante. La perte est sans doute peu considérable dans la majorité des cas : la femme a alors des pertes blanches légèrement teintées de sang : ce n'est pas une métrorrhagie à proprement parler. Mais l'écoulement sanguin peut être plus abondant. C'est surtout ce qui arrive dans les cas de dilatation variqueuse des veines du col, d'ulcérations fongueuses et violaceés de la même partie, etc. Le plus souvent, ce sont des ménorrhagies qui se déclarent ; mais, quand l'affection se prolonge, la malade a des pertes plus ou moins abondantes qui apparaissent en dehors des époques menstruelles, et on se trouve en présence d'une véritable métrorrhagie. La ménorrhagie disparaît d'autant plus facilement que l'inflammation chronique passe plus vite à la période d'induration.

5° La métrite développe ou produit encore un grand nombre d'affections qui sont elles-mêmes la cause de métrorrhagies plus ou moins abondantes. Citons d'abord les érosions du col, si fréquentes sur la lèvre postérieure ; les ulcérations granuleuses dont les bourgeons saignent au moindre contact, bourgeons bien différents, pour Courty, des granulations utérines qui, elles, sont recouvertes d'épithélium ; les ulcérations fongueuses qui se développent surtout chez les sujets lymphatiques qui habitent les grandes villes, se nourrissent mal, abusent des plaisirs vénériens, etc.

D'après Courty, ces ulcérations pourraient reconnaître d'autres causes qu'une métrite aiguë ou chronique : elles se rattacheraient alors à une véritable diathèse.

6° La métrite produirait encore les granulations utérines (métrite granulée), d'après Bonnet, Aran, Becquerel, Nonat, etc. Contrairement à l'opinion de Valleix, Beau, Pidoux, Courty, qui en feraient des manifestations diathésiques. Ces granulations saignent très-facilement. Ainsi, quand on examine au spéculum un utérus atteint de métrite granulée, on trouve la surface malade recouverte d'une couche plus ou moins épaisse de mucus ou de pus provenant ordinairement de la cavité du col. Si alors on vient à enlever ce liquide muco-purulent, afin de mettre à découvert les parties malades, on détermine une petite hémorrhagie, parfois assez abondante pour obliger le médecin à suspendre l'examen et à le remettre à un autre jour.

7° Les fongosités utérines, décrites d'abord par Récamier, sont sessiles ou pédiculées, framboisées, très-vasculaires. Elles occupent plus fréquemment la cavité du corps que la cavité cervicale. Un certain degré d'hypertrophie et de ramollissement, quelques ulcérations, l'agrandissement de la cavité utérine, telles sont les altérations qui les accompagnent habituellement. Vulpian, Dubois, Becquerel, etc., regardent cette lésion comme une affection inflammatoire de la muqueuse. De là le nom de métrite folliculeuse ou granuleuse donné à cet état morbide. Récamier, Nonat, Robin, Richet, Maisonneuve, etc. les considèrent comme des produits étrangers à la métrite. Les fongosités utérines, qui surviennent fréquemment un an ou deux après les couches, s'accompagnent de douleurs et de métrorrhagies, en raison de l'altération du tissu et de l'appel de sang qu'elles déterminent. On voit d'abord apparaître des ménorrhagies, puis ce sont des métrorrhagies abondantes et rebelles qui finissent par se déclarer. C'est pour enlever ces petits corps que Récamier a imaginé la curette qui porte son nom, avec laquelle on râcle soigneusement la muqueuse utérine. Cette abrasion n'est pas un moyen innocent, tant s'en faut. Et, sans vouloir critiquer en rien un procédé dont nous avons déjà constaté les avantages dans le service de M. Maurice Raynaud (voir obs. 9), nous devons dire que les auteurs signalent la possibilité d'hémorrhagies abondantes à la suite de ce moyen de traitement.

8° C'est encore à la métrite qu'on a attribué la formation des kystes muqueux de l'utérus (Huguier). Ce sont des kystes glandulaires du col. Leur nombre est variable, et il n'est pas rare de les voir se pédiculiser et simuler de véritables polypes. Ils produisent peu de douleur, excepté dans certains cas où on voit apparaître des douleurs expulsives, tranchées, coliques, etc., dues à la lésion elle-même ou bien aux caillots sanguins retenus dans la cavité utérine, le sang s'écoulant difficilement par un orifice rendu étroit et irrégulier par la présence de la tumeur. Les hémorrhagies ne sont pas rares dans ce genre de productions.

Rapprochons de ces petites tumeurs l'affection décrite par Martin sous le nom de tumeur folliculaire hypertrophique du col utérin, ou adénome du col, si l'on s'en rapporte à l'examen qu'en a fait Ordoñez. Dans ce cas, il ne se développerait pas de véritables pertes, mais plutôt de légères ménorrhagies.

9° Enfin, pour terminer la liste des affections utérines capables de provoquer la métrorrhagie, affections susceptibles de reconnaître elles-mêmes la métrite pour cause, citons les déviations utérines, le prolapsus, l'engorgement, l'hypertrophie du col, etc. Le ramollissement idiopathique du col, affection chronique, indolente, finit par amener des troubles dans la menstruation : parfois, à la suite d'un retard, on voit se déclarer une hémorrhagie abondante. C'est à une métrite cervicale que l'on peut rapporter la plupart des oblitérations accidentelles de l'orifice externe ou de l'orifice interne du col, lésion qui, empêchant l'écoulement physiologique ou pathologique du sang qui provient de l'utérus, produit une hémorrhagie interne.

10° L'hypertrophie est générale ou limitée au col. La première détermine des ménorrhagies qui cessent à la ménopause. L'hypertrophie du col, congénitale ou consécutive à la congestion, l'inflammation ou à d'autres états morbides de la muqueuse, s'accompagne souvent d'ulcérations qui lui donnent quelques ressemblances avec le cancer de cet organe. Comme lui, elle occasionne quelquefois des hémorrhagies plus ou moins répétées, surtout quand le col, considérablement développé, atteint la vulve ou la dépasse. Dans ce dernier cas, des métrorrhagies irrégulières remplacent les ménorrhagies (Voir obs. 10).

11° Les polypes sont des causes fréquentes d'hémorrhagies utérines. On les a divisés en polypes fibreux ou corps fibreux pédiculés, et en polypes muqueux ou polypes vrais. Ces derniers ont été subdivisés en : polypes vasculaires, très-rares pour Courty, saignant au moindre contact ; polypes papillaires, framboisés, ramifiés, très-vasculaires, recouverts d'une épaisse couche épithéliale (Martin) ; polypes utéro-folliculaires de Huguier, siégeant au niveau du col, résultant, de l'hypergénèse des éléments glanduleux, mais produisant plus rarement des hémorrhagies que les précédents; cependant, comme ils sont en définitive, assez riches en vaisseaux, ils renferment parfois dans leur épaisseur des épanchements sanguins plus ou moins volumineux. Enfin de Montfumat a décrit des polypes muqueux proprement dits, qui se développeraient au fond du corps de l'utérus et produiraient parfois des métrorrhagies.

Tous ces polypes déterminent, par le tiraillement qu'ils exercent, les contractions de l'utérus, la constipation, la congestion, la pesanteur au périnée. L'utérus, moins volumineux que dans le cas de tumeur fibreuse, est quelquefois attiré en bas par son fond ; de là, tendance continuelle à l'inversion. La muqueuse est violacée, quelquefois enflammée, et présente une hypertrophie de ses éléments musculaires et vasculaires.

Il est très-important de noter que ces polypes agissent, non pas seulement par le tiraillement qu'ils exercent, mais souvent aussi par excitation ovarienne. C'est ainsi que de petits polypes peuvent produire des hémorrhagies très-abondantes, et que la ligature portée sur le pédicule des gros polypes peut arrêter l'hémorrhagie, bien que les tiraillements soient les mêmes qu'auparavant. Aussi, indépendamment des métrorrhagies, ce sont surtout des ménorrhagies qui se déclarent ; car, à l'époque des règles, l'ovaire est sous l'impression de deux causes d'excitation au lieu d'une. Toutes les tumeurs de l'utérus peuvent produire la métrorrhagie par excitation ovarienne. Cette cause toute particulière d'hémorrhagies disparaît à la ménopause, car : à cet âge 1° l'ovaire n'est plus le siége de l'irritation physiolologique ; 2° comme il s'atrophie, il devient moins sensible à l'excitation réflexe (V. obs. 11).

12° Les corps fibreux de l'utérus ou liomyômes, sont des causes très-actives d'hémorrhagies utérines. Leurs différentes variétés n'ont pas toutes une influence égale dans la production des pertes sanguines. 1° Les corps fibreux interstitiels peuvent finir par proéminer dans la cavité utérine ou saillir dans le vagin s'ils se développent dans l'épaisseur du col. Dans les deux cas, la muqueuse peut se congestionner, s'ulcérer et des hémorrhagies en sont la suite. 2° Les corps fibreux sous-péritonéaux occasionnent moins fréquemment ces accidents. Ils peuvent s'ouvrir dans le péritoine, sans y déterminer de lésion sérieuse. 3° Les corps fibreux intra-utérins sont ceux qui déterminent les accidents les plus graves. Ils proéminent dans la cavité du corps, se pédiculisent, traversent successivement la cavité cervicale, le vagin, enfin ils peuvent apparaître au dehors entre les grandes lèvres qu'ils écartent. Sans parler du prolapsus et de l'inversion qui peuvent se produire dans ces circonstances, des adhérences de la tumeur avec la muqueuse vaginale, etc., constatons que la menstruation est irrégulière, et que la ménorrhagie est extrêmement abondante lorsque le polype pédiculé, irritant l'utérus, provoque de la part de cet organe des efforts d'expulsion énergiques. Les tumeurs sont souvent entourées d'un réseau veineux assez considérable qui s'étend plus ou moins loin ; l'utérus augmente de volume, ses veines se dilatent et peuvent alors former des sinus énormes. Cruveilhier en a représenté un bel exemple (13e liv., pl. V, fig. 2). Ces ménorrhagies disparaissent en général à la ménopause. Indépendamment des ménorrhagies que nous venons de décrire, les polypes fibreux, généralement peu vasculaires, sont parfois alimentés par des vaisseaux volumineux, béants à la coupe ; et, comme ces productions s'ulcèrent facilement, on comprend la possibilité d'hémorrhagies plus ou moins graves. Parfois ils renferment dans leur intérieur de véritables kystes sanguins. (Voir obs. 12, 13, 14).

13° La tuberculose de l'utérus peut déterminer des métrorrhagies très-abondantes, tant par les ulcérations qui en sont la conséquence, que par la cachexie qui l'accompagne inévitablement. (Voir observ. 15.)

Rapprochons de cette lésion l'ulcère rongeant du col, ou ulcération scrofuleuse maligne du col de l'utérus. Cette affection est difficile à distinguer du cancer. Elle est accompagnée de douleurs très-violentes que soulagent parfois les hémorrhagies répétées qui se font à sa surface.

14° Enfin le cancer de l'utérus (squirrhe, encéphaloïde, colloïde, mais surtout cancroïde du col), produit le plus grand nombre des hémorrhagies utérines après l'âge de 35 ou 40 ans. Nous en avons vu un survenir chez une femme moins âgée encore (salle Ste-Martine, Hôtel-Dieu, service de Ball, 1872). C'était un épithélioma du col à marche excessivement rapide, qui en deux mois emporta la malade au milieu d'hémorrhagies incessantes. La maladie datait de plusieurs années déjà, si l'on s'en rapportait aux commémoratifs donnés par la personne; mais la première métrorrhagie apparut deux mois avant le terme fatal. A l'époque de sa mort, cette jeune femme avait à peine 28 ans ! En général, le cancer débute par une hémorrhagie dans les deux tiers des cas (Louis).

Sous son influence, les règles deviennent plus abondantes, plus fréquentes, irrégulières dans leur retour; elles retardent, avancent et alternent avec des métrorrhagies.

Ces pertes de sang continuelles hâtent la cachexie, nouvelle cause d'hémorrhagie par défibrination du sang. Plus tard, quand le cancer est ulcéré, il se recouvre de végétations saillantes, ramollies, vasculaires, saignant au moindre contact, etc.; alors on voit apparaître un écoulement continuel d'ichor, de sang, de pus fétide et de débris cancéreux. De temps à autre apparaissent des hémorrhagies violentes capables dans ces conditions d'enlever rapidement la malade (voir obs. 16, 17).

CHAPITRE III.

CAUSES DÉTERMINANTES GÉNÉRALES.

Les causes déterminantes des métrorrhagies sont fort nombreuses. Elles produisent des hémorrhagies actives ou des hémorrhagies passives.

§ 1. *Causes déterminantes générales des hémorrhagies actives.*

Nous rangeons sous ce chef les métrorrhagies supplémentaires, les épistaxis utérines de Gubler, et les hémorrhagies par sympathie.

I. *Métrorrhagies supplémentaires.* — Il n'est pas commun de voir une métrorrhagie suppléer un écoulement sanguin habituel ; le contraire se voit plus souvent. Toutefois, on cite des petites filles qui ont vu des épistaxis périodiques disparaître lors de l'établissement des premières règles.

Un flux hémorrhoïdal habituel brusquement arrêté peut causer une ménorrhagie ; ou bien, si la femme n'a plus ses règles, une métrorrhagie peut en être la conséquence.

J'ai recueilli l'observation d'une femme qui était prise d'épistaxis règulièrement quelques jours avant ses époques menstruelles ; le saignement de nez disparaissait aussitôt qu'apparaissait l'écoulement vaginal. Enfin les hémorrhagies utérines, qui se manifestent tous les mois chez quelques femmes au commencement de la grossesse, sont de véritables métrorrhagies suppémentaires.

Nous rapprocherons de cette variété de métrorrhagies celles qui se produisent à la suite de la suppression brusque d'une sécrétion habituelle. C'est ce qui arrive quelquefois lors de l'arrêt subit d'une transpiration constitutionnelle ou de la sécrétion lactée, ainsi qu'on le remarque chez les nourrices dont le lait est abondant et qui cessent brusquement de donner le sein.

Dans toutes ces circonstances, l'hémorrhagie utérine peut être regardée comme supplémentaire puisqu'elle supplée une autre affection qui ne pouvait disparaître brusquement sans causer des désordres plus ou moins sérieux. Il est évident que, dans ces conditions, elle doit être respectée, du moins dans une certaine mesure. Ce n'est qu'en prenant les plus grands ménagements qu'on pourra la faire disparaître, sans qu'il en résulte d'inconvénients pour la malade.

II. *Hémorrhagies par sympathie.* — Nous n'en dirons que quelques mots. Aujourd'hui, le terme sympathie a été remplacé par celui d'action réflexe. Nous avons déjà vu intervenir l'action réflexe dans les hémorrhagies utérines par excitation ovarienne. Nous n'y reviendrons pas.

On sait qu'il existe un rapport insaisissable, mais très-réel, entre l'utérus et les mamelles. Le Père de la médecine connaissait bien cette particularité, puisqu'il faisait appliquer des ventouses aux seins pour arrêter les hémorrhagies utérines. L'excitation du mamelon pent aussi causer la métrorrhagie. C'est du moins à cette cause que l'on a rapporté l'écoulement sanguin qu'on a vu se produire au moment où l'enfant prenait le sein.

Pour certains auteurs, les maladies des organes digestifs (Ziegert), la présence des vers intestinaux (van den Bosch), agissent aussi par action réflexe pour déterminer les hémorrhagies utérines.

III. *Epistaxis utérines de Gubler.* (1) — (Voir observations 18, 19). C'est en mars 1856 que, guidé par des

(1) Gubler, Des épist. utér. simulant les règles au début des pyr. et des phlegm. Paris, 1863.

recherches personnelles, le savant professeur de la Faculté de médecine affirma catégoriquement, devant la Société de biologie, l'existence des épistaxis utérines. Ce mot est très-heureux pour caractériser une métrorrhagie qui se produit pour les mêmes raisons que se déclarerait un saignement de nez dans les mêmes circonstances. C'est à cette métrorrhagie que les anciens avaient décerné le nom de critique. Elle apparaît au déclin des fièvres légères ou au début des maladies aiguës fébriles, sous l'influence de l'activité circulatoire qui se manifeste alors dans toutes les muqueuses de l'économie. Tous les tempéraments y prédisposent également. Les maladies aiguës dans le cours desquelles on observe plus particulièrement ces épistaxis sont les suivantes : fièvre typhoïde, fièvres éruptives, érysipèle, exanthèmes fébriles, inflammations thoraciques et abdominales. La pelvipéritonite au début agit en outre sur l'utérus d'une manière toute spéciale, par la congestion qu'elle détermine vers les organes du petit bassin. Hippocrate rapporte l'histoire de la maladie de la femme de Cléomène qui se jugea le quatrième jour par la production de règles abondantes. Cette question n'est donc pas nouvelle ; mais M. Gubler a eu le mérite d'insister tout particulièrement sur ceci : c'est que ces métrorrhagies ne sont pas des règles avancées, comme le disent encore beaucoup d'auteurs, mais des écoulements sanguins purs et simples, sans ovulation.

Cela n'empêche pas, bien entendu, qu'il puisse survenir fréquemment des ménorrhagies dans le cas qui nous occupe ; mais alors ce ne sont plus des épistaxis dans le sens où l'entend M. Gubler. La quantité de sang perdu varie d'ailleurs avec l'intensité de la phlegmasie, son siége, l'état du sang, le ramollissement des tissus, etc.

L'hémorrhagie peut menacer directement la vie par son abondance.

Nous ferons ici une petite digression. M. Gubler dit que l'hémorrhagie menstruelle n'est réellement qu'une circonstance tout à fait accessoire de la menstruation (2). Nous ne pouvons admettre cette proposition, et voici pourquoi. La menstruation est une fonction qui, pour être remplie normalement, nécessite la réunion de deux actes physiologiques : l'ovulation et l'écoulemeut menstruel. Chacun de ces deux actes a une fin spéciale. Le premier produit l'ovule. Le second désemplit le système circulatoire de la femme chez laquelle la sanguinification est plus active que ses besoins ne le comportent, tant qu'elle n'a pas à pourvoir en même temps à la nutrition du fœtus. Il n'y a donc, suivant nous, aucune comparaison à établir entre ces deux actes, puisqu'ils ont tous les deux un but essentiellement différent ; et on ne peut pas dire que l'un soit plus important que l'autre au point de vue exclusif de la menstruation. Au point de vue de la reproduction, c'est évidemment tout autre chose ; de même qu'au point de vue de la dépuration de l'organisme, comme disaient les anciens, c'est l'hémorrhagie qui constitue le phénomène le plus important. S'il est vrai que l'écoulement menstruel seul (Voir obs. 20) ne constitue pas une menstruation régulière, on doit dire aussi qu'une ovulation *sèche* (Voir obser-

(1) Ibid., p. 9.

vation 21) est une aberration de la même fonction. Si la fonction ne consiste que dans l'écoulement menstruel seul, la femme est stérile ; s'il n'y a au contraire qu'une ovulation *sèche*, la femme est exposée aux accidents résultant de l'engorgement du système circulatoire, qui ne trouve plus sa dérivation normale. De sorte qu'à tout prendre, l'hémorrhagie est un acte accessoire de la fonction menstruelle en se plaçant au point de vue de la reproduction de l'espèce ; mais c'est l'acte le plus important en se plaçant au point de vue de la santé de la femme.

La métrorrhagie peut se produire à titre d'épistaxis utérine dans le cours des fièvres intermittentes. Mais on a en outre signalé quelques cas rares dans lesquels l'hémorrhagie, revenant périodiquement et sans fièvre, était sous la dépendance d'une fièvre intermittente larvée, revêtant le type quotidien ou tierce.

§ 2. *Causes déterminantes générales des hémorrhagies passives.*

Ces causes ont reçu le nom de causes dyscrasiques. Ici, l'hémorrhagie est due à l'altération que le sang a subie sous l'influence des maladies. Cette altération consiste d'une manière générale en une diminution de la fibrine, avec dissolution de l'hématine et d'une partie des globules dont le nombre est moins considérable. Alors le sang est diffluent et forme, en se concrétant, un large caillot dont le volume est en rapport inverse avec la densité (Andral et Gavarret, Rodier, et Becquerel, Bouillaud). Dans le plus grand nombre de ces cas, l'hémorrhagie n'est qu'apparente ; ce n'est pas le sang en nature qui sort des vaisseaux, c'est de la sérosité teintée de rouge, sans globules ; il s'agit en un mot de pseudo-hémorrhagie (Jaccoud). Dans le cas d'hémorrhagie véritable, il faut admettre une rupture des vaisseaux due à une lésion de nutrition de leurs parois sous l'influence de l'état général. Jaccoud, auquel nous empruntons cette explication, donne à ces hémorrhagies le nom d'adynamiques.

Les maladies qui déterminent ces sortes de métrorrhagies sont les suivantes :

1° Les fièvres éruptives, rougeole, scarlatine, variole dans la seconde ou troisième période, parfois même à la fin de la première, quand ces affections revêtent le caractère hémorrhagique. La miliaire grave appartient à ce premier groupe.

2° Les fièvres pestilentielles (voir obs. 22). C'est ordinairement dans le cours de la seconde ou de la troisième période, que l'on observe ces hémorrhagies graves. Nous donnons une observation où la perte s'est produite plus vite encore; mais la malade se trouvait dans des conditions spéciales. C'est ce que l'on voit dans la fièvre typhoïde, le typhus, la peste, la fièvre jaune, la fièvre bilieuse des pays chauds. Dans ces cas, la marche de la maladie peut être si rapide qu'on ne peut plus la diviser en périodes définies, et que la décomposition du sang paraît être le phénomène pour ainsi dire initial de la maladie. Sans préjuger en rien de la nature de l'ictère grave, nous rangeons cette maladie à côté des précédentes, parce qu'elle paraît agir comme les fièvres pestilentielles dans la production des hémorrhagies utérines.

Il en est de même des fièvres à forme bilieuse (Grisolle, Fincke, Stoll), bien que Courty ne paraisse pas être de cet avis.

3° Les affections pétéchiales proprement dites, le purpura et le scorbut, exercent une très-grande influence sur la production des hémorrhagies passives. Ici, il y a manifestement altération du sang ; mais on ne peut pas toujours la constater. C'est ainsi qu'on a trouvé la fibrine augmentée, diminuée ou aussi abondante qu'à l'état normal chez des scorbutiques en apparence identiques. Il règne encore une grande incertitude au sujet de l'altération dans le purpura. Les uns y voient une altération quantitative et les autres une altération qualitative de la fibrine. Souvent actives dans le purpura, les hémorrhagies seraient toujours passives dans le scorbut (Bucquoy) (1).

4° Plusieurs intoxications peuvent compter les hémorrhagies utérines parmi les symptômes qu'elles déterminent. Citons en particulier l'intoxication par les poisons septiques, dont la pellagre ne serait qu'une des formes, l'empoisonnement par le phosphore (?), l'intoxication saturnine et l'intoxication mercurielle. Le mercure donné à des femmes, dont l'utérus n'offre rien d'anormal, rend, d'après Bernutz, leurs règles plus abondantes. (Voir les obs. 23 et 24).

5° L'anémie et la leucocythémie prédisposent aux hémorrhagies qu'elles déterminent par elles seules si leur influence s'exerce dans des conditions convenables. C'est ainsi qu'une nourriture malsaine, grossière, insuffisante, les intempéries, le séjour dans les lieux

(1) Bucquoy, Du purpura hœmorrhagica idiopathique. Th. inaug. ; Paris, 1855.

bas et humides, la misère, les excès de toute nature, la dépression considérable du système nerveux, les fatigues excessives, les chagrins prolongés, en un mot toutes les causes capables de produire l'anémie, sont des causes prédisposantes d'hémorrhagies passives par décomposition du sang et atonie de l'utérus.

6º Les diathèses peuvent causer la métrorrhagie par les altérations précédemment étudiées qu'elles déterminent sur la muqueuse utérine et en particulier sur la muqueuse du col. Ces lésions consistent principalement en ulcérations, en granulations et en fongosités. Elles succéderaient parfois à de véritables éruptions du col utérin (Courty). Les diathèses qui produisent le plus souvent ces affections sont les diathèses : syphilitique, herpétique, arthritique, tuberculeuse, cancéreuse, etc.

Citons encore, parmi les diathèses, l'hémophilie ou diathèse hémorrhagique.

Ici, il n'y a plus de lésion locale ; mais, sous l'influence d'une prédisposition spéciale, le sang a une tendance remarquable à sortir hors des vaisseaux. Peut-être doit-on attribuer les hémorrhagies des hémophiliques à une altération spéciale dans la texture des tuniques vasculaires, et parfois à la décomposition du sang.

7º Enfin les cachexies déterminent les métrorrhagies dyscrasiques à proprement parler. C'est ce que l'on remarque particulièrement chez les sujets épuisés par une maladie grave, dont la durée a été plus ou moins longue, et chez les femmes qui ont eu déjà des métrorrhagies répetées; car, comme on le dit vulgairement, le sang appelle le sang : *directionis motuum tyrannus consuetudo* (Stahl). Dans ce dernier cas, non-seulement le sang est altéré, mais encore il existe des modifications produites par l'hémorrhagie elle-même dans l'appareil vasculaire utérin, qui est plus dilatable et moins résistant. Citons les cachexies diathésique, cancéreuse, syphilitique, paludéenne, etc., et l'hecticité quand elle est arrivée au degré de marasme le plus avancé.

SECONDE PARTIE

Genèse et étiologie des hémorrhagies utérines pendant la grossesse.

Les hémorrhagies utérines sont très-fréquentes chez les femmes enceintes ou récemment accouchées, et cela pour deux raisons : la première, c'est que la matrice est alors exposée à des causes prédisposantes nouvelles ; et la seconde, c'est qu'elle est beaucoup plus influencée par des causes qui seraient impuissantes à déterminer par elles-mêmes la métrorrhagie, si l'organe n'était chargé du produit de la conception. Quelques détails sur l'anatomie et la physiologie de l'utérus à cette époque nous rendront compte du fait que nous venons de signaler.

1° L'utérus gravide est très-développé. Il est donc plus exposé aux influences extérieures.

2° Sa texture est profondément modifiée : son tissu musculaire est hypertrophié ; la muqueuse, augmentée de volume, doit former la caduque directe, la caduque réfléchie et la caduque inter-utéro-placentaire. Au début, les trois caduques sont parcourues par de nombreux vaisseaux. C'est à tel point que, selon l'expression imagée de M. le professeur Pajot, l'œuf tout entier est placenta durant les premiers mois. Il est entouré de ramifications vasculaires qui s'implantent dans la muqueuse utérine. Les communications entre lui et la muqueuse sont très-larges et très-multipliées. Aussi le moindre traumatisme pourra-t-il déterminer un ébranlement suffisant pour rompre quelques-unes de ces adhérences vasculaires et produire une hémorrhagie.

3° Plus tard, la caduque directe et la caduque réfléchie deviennent de moins en moins vasculaires, mais la caduque inter-utéro-placentaire se développe toujours de plus en plus jusqu'à la fin de la grossesse, pour former le placenta maternel. Là, les veines acquièrent un volume considérable, surtout au niveau de l'insertion du placenta fœtal. Ces vaisseaux forment, par la dilatation de toutes leurs branches, de vastes sinus qui communiquent entre eux et déterminent la résorption progressive des éléments interposés; de sorte qu'au bout d'un certain temps, le placenta maternel n'est plus qu'une loge cloisonnée, dont les larges mailles sont remplies de sang veineux. Cette disposition aréolaire, tout en augmentant considérablement la quantité du fluide sanguin contenu dans l'organe, produit en même temps un ralentissement exagéré dans la circulation. Double cause qui explique et l'abondance et la facilité avec laquelle se produit l'hémorrhagie en pareille circonstance.

4° Les parois utérines s'hypertrophiant de plus en plus, leur vascularité suit le même développement. Des vaisseaux nouveaux prennent naissance. Les veinules utérines de nouvelle formation sont larges, minces, peu résistantes; leurs parois sont mal soutenues par les tissus voisins qui, en raison de leur mollesse, ne peuvent remplacer efficacement les tuniques externes qui leur font défaut. Cette fragilité ne doit pas surpendre quand on se rappelle celle des capillaires des néomembranes ou des bourgeons charnus. Le défaut de résistance des parois permet au sang de distendre les vaisseaux, et, comme ceux-ci sont insuffisamment soutenus par les parties voisines, ils finissent par se rompre sous la pression continue du sang qui les dilate.

5° L'utérus ne jouit à cette époque d'une circulation aussi riche et aussi complexe que parce qu'il a besoin d'une activité toute nouvelle pour nourir d'abord et plus tard pour faire sortir le produit de la conception. Mais cette activité spéciale n'est pas localisée dans l'utérus. L'organisme tout entier de la mère est sous l'influence du travail physiologique qui s'accomplit dans ce viscère, centre de toute irradiation sympathique. L'impulsion cardiaque est plus vive, le ventricule gauche s'hypertrophie, la tension sanguine augmente, et le pouls devient ample et fort. Le sang a en effet deux organismes à irriguer soit directement, soit indirectement; il a donc besoin d'être chassé du cœur avec une plus grande force. Cette tension générale s'exerce en particulier sur l'utérus, vers lequel a lieu un appel considérable de sang pour entretenir la vie commençante du fœtus. Pour peu que, sous une influence étrangère, cette pléthore locale s'accomplisse irrégulièrement, l'organe devenant le siége de congestions spasmodiques inégales, la cirlation est ralentie, la tension sanguine est augmentée, et les parois des vaisseaux de nouvelle formation étant déjà par elles-mêmes peu résistantes, se laissent dilater jusqu'au moment où leur élasticité, arrivée à ses dernières limites, disparaît pour faire place à la rupture et à l'hémorrhagie.

6° La matrice, chargée du produit de la conception, exerce sur les organes voisins une pression continue qui s'accroît de jour en jour. Le sang circule difficilement dans la veine cave inférieure. De là l'œdème et les varices des jambes, affections si communes chez les femmes enceintes ; de là aussi les varices de la vulve et du col de l'utérus, la coloration ardoisée du vagin et le boursouflement variqueux des ulcères utérins, dont l'aspect caractérisque est un des signes qui n'appartiennent qu'à la grossesse. On conçoit facilement que si la gêne de la circulation veineuse est assez considérable pour déterminer une congestion passive aussi intense dans des organes relativement sains, elle puisse déterminer des hémorrhagies dans un organe qui comme l'utérus y est déjà prédisposé par les cinq modifications précédemment décrites.

7° Enfin, en raison des rapports qui existent entre le placenta et la matrice, l'utérus ne peut pas se contracter sans qu'il y ait menace de décollement et par suite hémorrhagie traumatique. De là, l'influence considérable exercée par l'avortement sur la métrorrhagie.

On a beaucoup discuté pour savoir d'où venait le sang dans les hémorrhagies utérines qui se produisent pendant la grossesse. Nous avons déjà dit que tantôt il provenait de l'utérus et que tantôt il était fourni par l'œuf lui-même. Pour Jacquemier, le sang provient le plus souvent de la rupture d'une ou de plusieurs veines utéro-placentaires. Pour Cazeaux, le sang viendrait quelquefois des veines, mais plus souvent encore des artères. L'école vitaliste attribuait l'hémorrhagie à un pouvoir exhalant de l'utérus. Pour nous, nous croyons que, dans la grande majorité des cas, le sang vient des veines. En effet, si la tension est plus forte dans les artères, l'élasticité y est aussi plus grande; et puis cette tension elle-même diminue rapidement, le sang passant d'un conduit à étroite ouverture, l'artère, dans un espace qui va se dilatant de plus en plus, espace proportionnel à la somme successive des carrés des différents diamètres des ramifications artirielles. Tandis que les veines sont dilatées, amincies, volumineuses, et forment des lacs sanguins dans lesquels plongent les villosités du placenta. Le sang à une grande tendance à stagner dans ces vaisseaux; d'autant plus que, contrairement à ce qui a lieu dans les artères, il passe ici d'un endroit très-large dans des espaces de plus en plus étroits, dont le diamètre est souvent diminué encore par la compression qu'exerce l'utérus gravide sur la veine cave inférieure.

Quant à admettre le passage du sang par simple exsudation à travers les parois des vaisseaux intacts, nous croyons nous être expliqués assez catégoriquement sur ce point délicat pour n'avoir pas besoin d'y revenir ici.

Les auteurs divisent pour la plupart les hémorrhagies qui ont lieu pendant la grossesse, en hémorrhagies des six premiers mois, hémorrhagies des trois derniers mois et pendant l'accouchement, enfin hémorrhagies après l'accouchement. Cette division est très-rationnelle, elle est toute clinique; mais elle ne se prête pas aussi bien, croyons-nous, à l'étude des causes que celle qui consiste à examiner d'une part l'action des causes prédisposantes et d'autre part celle des causes déterminantes. En procédant ainsi, on envisage la question à un point de vue plus général et qui nous paraît être en même temps plus philosophique. C'est cet ordre que nous suivrons dans l'étude de la genèse et de l'étiologie des pertes qui se déclarent pendant la grossesse.

CHAPITRE Ier.

CAUSES PRÉDISPOSANTES.

La femme enceinte est sujette à toutes les causes prédisposantes que nous avons déjà étudiées précédemment. Nous n'aurons donc pas à revenir sur l'influence du tempérament de l'hérédité etc., que nous avons déjà passée en revue. Constatons en particulier l'influence notable qu'exerce ici le tempérament nerveux : dans ces conditions, la moindre cause déterminante peut occasionner l'avortement, et par suite l'hémorrhagie qui en est la conséquence. Voilà pour les causes prédisposantes générales. Quant aux causes prédisposantes locales, qui tiennent aux affections dont l'utérus et les organes voisins sont le siége, elle s'exercent ici comme dans les circonstances ordinaires ; mais, en outre, elles jouissent d'une action spéciale sur laquelle nous aurons à revenir plus loin.

Nous diviserons les causes prédisposantes en générales et locales ; et, comme ces dernières agissent ou sur l'utérus ou l'œuf sur lui-même, nous adopterons trois subdivisions dans l'étude de ces causes.

§ I. *Causes prédisposantes générales.*

Indépendamment de toutes les causes prédisposantes énumérées précédemment et sur lesquelles nous n'aurons pas à revenir, les métrorrhagies de la grossesse reconnaissent plus spécialement pour causes prédisposantes générales les maladies de la mère.

1° Il est des femmes qui, bien portantes d'ailleurs, paraissent avoir une prédisposition toute particulière aux avortements, prédisposition qui ne peut s'expliquer par aucune des causes dont nous aurons plus loin à étudier l'influence. Velpeau pense que dans ce cas on doit attribuer toujours cet accident, et par suite l'hémorrhagie qui en est la conséquence, à une affection de l'utérus ou de l'œuf.

2° La femme enceinte n'est à l'abri d'aucune des maladies aiguës ou chroniques auxquelles elle est exposée en dehors de la grossesse. Ces affections peuvent par elles-mêmes déterminer la fausse couche; mais ce n'est pas ce mode d'action que nous avons à analyser ici. Nous n'avons à les considérer qu'au point de vue du rôle qu'elles jouent comme cause prédisposante. Dans ce cas, elles amènent l'hémorrhagie de deux manières différentes : tantôt en rendant la femme plus impressionnable à l'action des causes déterminantes; tantôt en troublant la nutrition du fœtus ou en lui communiquant même une affection contagieuse. C'est ainsi qu'agissent la syphilis, les fièvres éruptives et particulièment la variole. C'est ce que nous avons eu l'occasion de voir plusieurs fois lors de la dernière épidémie de variole en 1870, dans le service du Dr Bucquoy, à l'hôpital Cochin. Parmi les maladies de la mère *prédisposant à l'avortement*, citons encore l'intoxication saturnine. (Voir obs. 22, 23, 26.)

§ 2. — *Causes prédisposantes locales, qui agissent sur l'utérus.*

Nous ne reviendrons pas ici sur toutes les causes prédisposantes locales énumérées précédemment. Les causes prédisposantes, que nous avons à analyser dans ce paragraphe agissent soit en empêchant, à un degré variable l'utérus de se développer, et en amenant ainsi une hémorrhagie consécutive à l'avortement, soit en déterminant une hémorrhagie primitive.

Leur étude, croyons-nous, y gagnera en clarté si nous les divisons en trois groupes : affections utérines, affections des organes du voisinage, usage de vêtements trop serrés à la taille.

I. — *Affections utérines.* — Les affections utérines empêchent la matrice de se développer des deux façons suivantes : tantôt la douleur qu'elles déterminent provoque des contractions réflexes qui chassent prématurément le fœtus du milieu où il est appelé à vivre. C'est ainsi qu'agissent les inflammations, les ulcérations et les tumeurs dont nous avons parlé plus haut. C'est ainsi qu'agissent le rhumatisme utérin, la névralgie lombo-abdominale, etc. Tantôt l'utérus ne peut plus se laisser distendre pour une raison mécanique : son tissu normal étant remplacé par celui de tumeurs qui ne se prêtent pas à la distension. C'est ainsi qu'agissent les tumeurs cancéreuses et autres. Ces causes ont une action d'autant plus puissante que, par elles-mêmes, elle prédisposent déjà, comme nous l'avons dit plus haut, l'utérus à se congestionner; et, inversement, le développement de l'embryon amenant la congestion de la matrice, toute affection utérine intercurrente peut être une cause déterminante d'hémorrhagie utérine.

A côté des lésions utérines, citons les déplacements auxquels cet organe est si souvent exposé. Ces déplacements n'ont pas tous la même influence; il s'en faut de beaucoup. L'élévation de l'utérus aurait peu d'efficacité sans doute pour produire l'avortement si trop souvent elle ne reconnaissait pour cause une tumeur de l'organe (tumeur fibreuse) ou du voisinage (kyste de l'ovaire). L'abaissement, ou prolapsus, joue par lui-même un rôle très-important. En effet, quand, au commencement du quatrième mois, l'utérus doit s'élever pour se loger dans l'abdomen, il peut fort bien ne pas pouvoir remonter au-dessus du détroit supérieur et rester au fond de l'excavation pelvienne. Il faut avouer que cet accident n'est pas très-fréquent; mais cela arrive cependant. Viennet rapporte même un cas où le fœtus a parcouru toutes les phases de son évolution dans une matrice pendante entre les cuisses. Les trois mode de version et les trois modes de flexion peuvent bien aussi s'opposer en partie au développement de l'utérus, surtout si ces déformations s'accompagnent d'adhérence de l'organe avec les parties voisines. Mais le plus souvent c'est la rétroversion et la rétroflexion qui produisent les accidents les plus graves. C'est ce qui arrive en particulier ohez les femmes dont le bassin est rétréci par la saillie du promontoire. Dans ce cas, le fond de l'utérus vient butter contre cet angle à la fin du troisième mois, et ne peut plus remonter dans la cavité abdominale. Parfois l'utérus a franchi le détroit supérieur, quand, tout à coup, à l'occasion d'une secousse violente, il retombe au-dessous du promontoire, qu'il venait à peine de dépasser, et y reste engagé. Dans les deux cas, l'utérus, ne pouvant se développer, réagit progressivement ou rapidement, suivant la variété d'étranglement, mais toujours avec une violence excessive, pour chasser par ses contractions le produit qui le distend. Dans la rétroflexion, la réduction est plus difficile, puisque l'utérus a moins de tendance à se redresser ; mais l'étranglement se produit plus tardivement, car l'organe, à cause de son incurvation, exige moins de place pour se loger suivant sa longueur. D'ailleurs, dans toutes les variétés de flexions, le tissu utérin, au niveau de l'angle rentrant, offre en général des altérations variables, telles que ramollissements (Kiwisch), dégénérescence graisseuse (Scanzoni) ou fibreuse (Courty), altérations qui peuvent contribuer encore par elles-mêmes au développement des métrorrhagies.

Signalons encore la rigidité du tissu du corps de l'utérus, qui ôte à cet organe sa faculté de distension ; une irritabilité excessive qui l'empêche de se laisser développer, comme on le remarque chez quelques femmes nerveuses. Alors l'utérus se contracte prématurément, et ces malades font une fausse couche. La névralgie lombo-abdominale, fréquente chez les jeunes femmes chlorotiques, se produit par bouffées, en raison de l'intensité et de l'exacerbation de la poussée douloureuse qui revient parfois par crises. Il se produit alors des hémorrhagies irrégulières, indépendamment de l'avortement qui est possible. Ces hémorrhagies surviennent à la suite de la fluxion qui accompagne la névralgie, en raison de cet adage : *ubi stimulus, ibi fluxus*. Toutes les causes, qui font perdre au sphincter utérin une partie de son ressort prédisposent à l'avortement, en affaiblissant la barrière qui doit fermer le passage au fœtus poussé par les contractions utérines à la suite de causes déterminantes légères. La répétition trop fréquente et surtout trop rapprochée des fausses couches, des couches laborieuses antécédentes, prédispose à des phlegmasies pelviennes plus ou moins graves. C'est là la cause la plus générale de l'abondance des règles chez les prostituées. Elle peut produire, après l'accouchement, des lochies excessivement abondantes, ou bien déterminer une ménorrhagie lors du retour des règles.

Le col se congestionne normalement pendant la grossesse, surtout vers les derniers mois. Cette congestion peut être très-intense et devenir une cause directe d'hémorrhagie. Alors la muqueuse se colore en rouge vineux plus ou moins foncé, sa surface devient moins régulière et moins lisse. Souvent apparaissent de petites saillies comparables aux granulations blennorrhagiques ou aux bourgeons charnus des plaies. Ces granulations peuvent devenir fongueuses et tellement vasculaires, qu'elles saignent au moindre contact, ou sous l'influence d'un molimen fluxionnaire. Les petits vaisseaux se rompent et donnent issue au sang, surtout quand le col est fongueux et ramolli, ou encore dans le cas où l'utérus était malade avant la gestation.

Que toutes ces affections déterminent une hémorrhagie primitive ou consécutive à l'avortement par la gêne qu'elles opposent au développement de la matrice, on voit fréquemment l'utérus être le siége de contractions irrégulières à partir du troisième mois. Le plexus vasculaire est pressé irrégulièrement, et le sang afflue vers le placenta. C'est ainsi qu'agissent le plus souvent les brides fibreuses, les polypes, l'infiltration cancéreuse et la rigidité des fibres utérines, si fréquente chez les multipares, à la suite du catarrhe utérin.

II. *Affections des organes du voisinage.* — Les lésions des organes du voisinage qui empêchent l'utérus de se développer sont les tumeurs de toute nature, siégeant dans l'abdomen et comprimant l'utérus (kystes de l'ovaire), ou dans le petit bassin, tout autour de l'organe. Citons aussi les adhérences anciennes, développées à la suite de la pelvi-péritonite, qui brident la matrice ou la tirent dans certaines directions anormales. Inversement, la grossesse produit la constipation et la rétention d'urine, affections qui agissent comme causes de compression sur les vaisseaux voisins et comme causes de congestion sur les organes contenus dans l'excavation pelvienne. On voit combien est complexe l'étude de toutes ces causes.

III. *Vêtements trop étroits.* — Les corsets à baleines trop serrés exercent sur les organes abdominaux une compression fâcheuse. Tout le monde connaît la déviation et la forme si singulière que prend, sous cette influence, le foie de la plupart des femmes. Il en est de même pour l'utérus, qui, continuellement gêné dans son développement, finit par se révolter contre une compression incessante, et chasse le fœtus par ses contractions. C'est là une cause fréquente d'avortement et par suite de métrorrhagies dans la première moitié de la grossesse. Rapprochons de ces causes de compression les avortements que l'on observe chez les lessiveuses qui appuient la planche sur leur ventre pendant leurs travaux, et chez les marchandes ambulantes, dont le ventre est pressé par l'éventaire, panier sur lequel elles portent leurs marchandises. Toutes ces causes de compression peuvent agir, en outre, sur la circulation veineuse et produire une congestion passive du petit bassin, qui s'ajoute aux contractions dont l'utérus est le siége : de là, double cause d'hémorrhagie.

§ 3. — *Causes prédisposantes locales agissant sur l'œuf humain.*

Les affections de l'œuf sont bien souvent la cause d'hémorrhagie ovulaire. Pour le moment, nous étudierons l'influence qu'elles exercent sur l'avortement.

Les affections dont l'œuf peut être le siége portent sur le placenta, le cordon, les membranes, le liquide amniotique et le fœtus.

I. *Placenta.* — Toutes les affections du placenta prédisposent à l'avortement. En effet, le placenta est l'organe fœtal par excellence, puisqu'il est le siége de l'hématose et que c'est en même temps un organe d'assimilation. Toute lésion, quelle qu'elle soit, rendant la fonction moins parfaite, sinon incomplète, le fœtus peut mourir. Dès lors, il doit être expulsé. De là des contractions utérines, l'accouchement avant terme et l'hémorrhagie. D'un autre côté, le placenta, altéré dans sa texture, irrite l'utérus avec lequel il est en rapport, et peut ainsi provoquer l'avortement d'une manière directe, avant même que le fœtus soit mort. L'avortement, dans ce dernier cas, n'a pas toujours lieu; mais alors, si l'enfant vit, il naît faible et chétif. Les affections du placenta capables de déterminer ces différents résultats sont particulièrement la congestion sanguine, la placentite, l'hémorrhagie, la dégénérescence fibro-graisseuse, les tumeurs de toute nature, les lésions syphilitiques, etc. De toutes ces affections, c'est l'hémorrhagie qui est la mieux connue. L'épanchement sanguin s'effectue au-dessous de l'utérus qu'il irrite, au-dessous des membranes de l'œuf qu'il décolle ou dans l'épaisseur du placenta qu'il atrophie. De là autant de causes prédisposantes de l'avortement. La placentite, d'autres auteurs disent la transformation fibrineuse du sang épanché, peut déterminer des adhérences anormales du placenta à l'utérus et devenir une cause de rétention de cet organe dans la cavité utérine, autre cause de métrorrhagie.

II. *Cordon.* — 1° La brièveté du cordon, absolue ou relative à son enroulement autour du cou ou du tronc du fœtus, ou encore produite par des nœuds qu'il présente sur son trajet, prédispose de deux manières à l'hémorrhagie. En premier lieu, elle expose cet organe à la rupture pendant l'accouchement, à la suite de la perforation des membranes ou même avant que cette perforation ait eu lieu. (De la Motte, Levret, Baudelocque.) Cet effet se produit d'autant plus aisément que la tige ombilicale est plus faible. il se produirait, dans ce dernier cas, une hémorrhagie intra-ovulaire, le sang se mélangeant librement avec les eaux de l'amnios. En second lieu, la brièveté du cordon expose l'utérus à tous les degrés de l'inversion, et par suite aux hémorrhagies graves qui en sont la conséquence. Ce résultat fâcheux aura d'autant plus de chances de se produire que les contractions seront plus vives au moment de l'expulsion de l'enfant, que la femme accouchera dans la position verticale, sur un bassin, etc.; or l'inversion de la matrice expose à des hémorrhagies fort abondantes à la suite de l'accouchement, et plus tard à des pertes continues, qui s'exagèrent aux époques menstruelles.

2° L'enroulement du cordon autour de la tête du fœtus, les nœuds qu'il présente sur sa longueur, peuvent amener l'avortement par asphyxie. Les affections du cordon peuvent également produire les mêmes effets en créant un obstacle au cours du sang dans les vaisseaux ombilicaux. (Voir obs. 41.)

III. *Membranes.* — Les causes prédisposantes des hémorrhagies utérines par affections des membranes sont celles qui favorisent leur décollement. C'est ainsi qu'agissent l'inflammation et les affections de toute nature, dont les membranes peuvent être le siége (apoplexies, tumeurs, etc.). Toutes ces causes, irritant directement l'utérus, provoquent ses contractions et, par là même, l'avortement et l'hémorrhagie qui en est la conséquence. Il en est de même de toutes les manœuvres qui ont pour but de provoquer l'avortement ou l'accouchement prématuré par le décollement des membranes : tels sont les procédés de Lehmann (bougie élastique), de Krause (bougie laissée à demeure), injections d'eau tiède, d'eau de goudron (Cohen), dilatateur Tarnier, etc.

La ponction des membranes provoque l'avortement; par suite, elle prédispose aux hémorrhagies qui peuvent en être la suite. Ces ponctions résultent soit de tentatives criminelles d'avortement (tringle de rideau, aiguille à tricoter), soit de procédés chirurgicaux employés dans un but thérapeutique. La déchirure des membranes survenue à la suite de coups portés sur le ventre, de secousses brusques retentissant sur l'utérus gravide, peut aussi produire l'avortement. (Obs. 29.)

IV. *Liquide amniotique.* — Les eaux de l'amnios peuvent s'altérer et détruire l'embryon : de là, avortement et hémorrhagie. La trop grande abondance du liquide amniotique (hydramnios) amène l'avortement en excitant la contraction de l'utérus par la distension excessive qu'elle occasionne, alors que le fœtus n'a encore qu'un volume relativement médiocre. C'est à partir du cinquième mois de la grossesse que cette hydropisie commence à apparaître. Quelques auteurs la rapportent à une altération des membranes. (Voir obs. 28.)

V. *Fœtus.* — 1° La grossesse composée prédispose plus aux hémorrhagies que la grossesse simple, car dans ce cas elle s'accompagne plus souvent de complications capables d'amener les pertes utérines : distension excessive de l'utérus, qui l'expose au traumatisme et à des contractions anticipées; fatigue utérine, inertie consécutive, décollement d'un vaste gâteau placentaire, quelquefois accouchement rapide, au point que l'utérus n'a pas le temps de revenir assez vite sur lui-même, etc., etc.

2° Les maladies qui peuvent atteindre le fœtus produisent fréquemment l'avortement. Ou elles le tuent, ou bien elles le laissent vivre, mais alors il naît faible et chétif. Ces maladies, sur lesquelles nous ne pouvons nous étendre davantage, sont des affections propres à l'enfant, ou communiquées par la mère. Telles sont les monstruosités, les tumeurs volumineuses dont le fœtus est le siége (goître, kystes, etc.). Dans toutes ces conditions, l'avortement peut se produire de deux manières différentes : le fœtus mort agit comme un corps étranger et sollicite les contractions de l'organe; ou bien, comme il n'utilise plus une suffisante quantité du sang maternel, ce fluide s'accumule dans l'utérus, le congestionne, de là hémorrhagie. (Voir obs. 43, 46, 47.)

CHAPITRE II.

CAUSES DÉTERMINANTES.

Nous adopterons, dans l'étude des causes déterminantes des hémorrhagies utérines pendant la grossesse, les mêmes divisions que dans le chapitre consacré aux causes prédisposantes. Nous distinguerons donc les causes déterminantes qui agissent localement sur l'œuf ou sur l'utérus, et les causes déterminantes générales.

§ 1. — *Causes déterminantes locales, agissant sur l'œuf.*

Les affections de l'œuf qui déterminent le plus souvent l'hémorrhagie utérine atteignent le placenta, le cordon ou le fœtus.

I. *Placenta.* — Les affections ou les lésions du placenta déterminent l'apoplexie de cet organe, ou l'hémorrhagie utérine proprement dite. L'hémorrhagie interstitielle est très-fréquente (Cruveilhier, Gendrin, Jacquemier, etc.). Le nombre des foyers sanguins varie beaucoup : tantôt il n'y en a qu'un ou deux, mais le plus souvent il y en a davantage. Comme partout ailleurs, leur volume est en raison inverse de leur nombre. Grisolle avait déja remarqué qu'ils étaient d'autant plus rapprochés de la face utérine du placenta qu'ils s'étaient produits à une époque plus éloignée du moment de la conception. On sait aujourd'hui que cette particularité se rattache à une question de développement, sur laquelle nous ne pouvons nous étendre davantage. Le sang épanché peut subir, avant de se résorber complètement, un grand nombre de modifications sur la nature desquelles les auteurs ne sont pas toujours d'accord. Nous avons vu plus haut que ces altérations pouvaient causer l'avortement. (Voir obs. 27, 30, 32.)

L'hémorrhagie utérine proprement dite, qui se rattache directement aux lésions du placenta, offre le plus grand intérêt en raison de sa fréquence et de sa gravité. L'insertion vicieuse du placenta est la cause la plus générale des hémorrhagies qui surviennent dans les deux derniers mois de la grossesse. Mme Lachapelle est très-affirmative sur ce point. Rigby a observé cette cause 43 fois sur 106 cas d'hémorrhagies utérines. Les anciens accoucheurs, qui avaient parfaitement reconnu que, dans certains cas, le placenta pouvait se trouver sur le col, croyaient que, dans ces circonstances, cette masse vasculaire s'était détachée du fond de la matrice pour tomber sur l'orifice cervical. C'est Portal qui rectifia le premier cette erreur. Avant lui, quelques auteurs avaient bien trouvé le placenta adhérent, mais ils croyaient ces adhérences accidentelles et les attribuaient à du sang coagulé. Velpeau explique ce phénomène en disant qu'en entrant dans l'utérus, l'ovule décolle la caduque et se porte plus ou moins près du col, où il se greffe. Mais pourquoi faire intervenir un décollement de la caduque? Pourquoi ne pas admettre tout simplement qu'au lieu de s'arrêter près de l'orifice de la trompe, entre les plis de la muqueuse boursouflée, l'ovule s'est arrêté près de l'orifice du col? La placenta peut être implanté dans la cavité du col, c'est le cas le plus rare. Il peut être implanté sur l'orifice interne du col, de telle sorte que son bord seul soit en rapport avec lui ; mais parfois aussi l'implantation se fait centre pour centre, ou du moins l'orifice cervical est plus ou moins rapproché du centre du gâteau placentaire. Quand alors les parties sur lesquelles il s'insère viennent à se laisser distendre un peu rapidement, ce qui a lieu dans les derniers mois de la grossesse, le placenta, ne pouvant suivre aussi vite ce mouvement de distension, se laisse déchirer si ses adhérences sont très-fortes, ou se décolle si elles sont moindres.

Jusqu'à ces derniers temps, on admettait que dès le septième mois le col se dilatait en commençant par l'orifice interne. Cette explication contenait une double erreur. D'abord le col ne se dilate pas à partir de cette époque ; et, en second lieu, ce n'est pas par l'orifice interne, mais bien par l'orifice externe que la dilatation commence. Aujourd'hui l'explication du phénomène est très-simple. Le placenta se développe jusqu'au septième mois, ensuite il reste à peu près stationnaire ; tandis que le segment inférieur du corps de l'utérus, dont la distension avait été très-faible jusqu'alors, ne commence que le septième mois à se dilater ; alors le placenta, ne pouvant plus le suivre dans son développement, se décolle ou se déchire. (Voir obs. 31.)

Le décollement du placenta, qui est une cause directe d'hémorrhagie utérine, peut encore se manifester dans d'autres circonstances. Il n'est pas nécessaire pour cela que cet organe s'insère sur le col. C'est ainsi que, l'insertion étant normale, cet accident peut être causé par l'agitation de fœtus sous l'influence des émotions morales de la mère ; par la présence d'une masse fibreuse située à sa surface ou dans son épaisseur, et qui l'empêche de suivre le développement de la paroi utérine avec laquelle il est en rapport ; par un développement trop rapide de l'utérus, ainsi que cela a lieu dans le cas d'hydramnios ; par des contractions prématurées de l'utérus, soit que l'organe soit très-développé, comme cela a lieu dans la grossesse gémellaire, soit que l'utérus soit excité à chasser trop tôt le second fœtus après que le premier a été expulsé. Ainsi la dilatation trop rapide de l'utérus et sa rétraction trop brusque sont deux causes de décollement du placenta, celui-ci n'ayant pas le temps de suivre les variations de forme de la matrice. Cette rétraction trop brusque survient encore dans d'autres conditions : après l'administration intempestive de médicaments destinés à réveiller les contractions utérines; après l'écoulement trop rapide des eaux; dans le cours d'un accouchement prolongé, quand l'utérus est irrité par la contraction violente de ses parois contre le fœtus.

La brièveté du cordon peut encore être une cause de décollement du placenta. Enfin quand le fœtus est né coiffé, comme on dit dans le monde, la femme accouche d'un seul coup du fœtus et de ses annexes. Il y a là un décollement qui peut être suivi d'accidents sérieux, parce que la matrice n'a pas le temps de revenir sur elle-même. Le décollement prématuré, quelles que soient les causes de sa production, entraîne après lui une hémorrhagie qui dure tant que la placenta reste dans la matrice; car, bien que les vaisseaux de l'utérus ne communiquent pas directement avec ceux du placenta, et que par suite le fœtus ne reçoive pas, en réalité, dans ses veines une seule goutte du sang de sa mère, les rapports entre ces deux ordres de vaisseaux sont si intimes qu'on ne peut séparer le placenta de l'utérus sans les déchirer en une foule de points. Les cotylédons du placenta fœtal plongent, par le fait, dans les lacs sanguins du placenta maternel. Ces cotylédons ont eux-mêmes des parois très-faibles. Si donc une cause étrangère vient rompre ces adhérences, le sang s'écoule des vaisseaux de la mère et des vaisseaux du fœtus.

Le décollement peut être produit lui-même par une hémorrhagie, et ce qui le prouve, c'est qu'on observe alors les signes de la congestion utérine avant que la perte n'ait eu lieu. Une grande irritabilité nerveuse, une attaque d'hystérie peuvent encore amener le décollement du placenta, surtout chez les chlorotiques en vertu de l'atonie générale qui règne sur tous les organes.

Enfin l'avortement, qui est une cause si fréquente d'hémorrhagie utérine, que dans ce travail, nous faisons à chaque instant ces deux mots synonymes l'un de l'autre, l'avortement, disons-nous, produit des pertes répétées, d'abord en raison de la congestion qui est la conséquence des contractions prématurées de la matrice ; mais ensuite et surtout par suite du décollement partiel du placenta qui est encore très-adhérent et que l'utérus a tant de peine à séparer complètement. L'œuf, n'étant pas encore arrivé au terme de son développement normal, ne se trouve pas dans des conditions telles qu'il puisse être expulsé sans danger pour la mère. Sous l'influence des contractions utérines, le placenta se détache peu à peu, et les lacs sanguins de la matrice, ouverts aux endroits décollés, laissent épancher le sang dans la cavité de l'organe. Ce sang, soulevant peu à peu les membranes, finit par s'écouler hors de l'utérus ; dès lors, l'hémorrhagie primitivement interne devient externe. Une perte se produit, et le sang continue à couler tant que l'utérus n'est pas revenu sur lui-même, c'est-à-dire tant qu'il contient encore dans sa cavité quelques débris du placenta. Tout avortement n'est pas fatalement accompagné d'hémorrhagie : c'est ce qui arrive en particulier quand l'œuf, mal greffé, a pu traverser la caduque sans obstacles.

Le cancer du col peut amener le même résultat parce que l'irritation qu'il occasionne provoque les contractions de l'organe quand l'œuf est encore très-petit et peu adhérent. Mais comme, en définitive, ces cas sont la grande exception, nous devons, au point de vue étiologique sous lequel nous envisageons les hémorrhagies utérines, considérer l'avortement comme synonyme de métrorrhagie, absolument comme nous avons considéré, dans la première partie de cet ouvrage, toute cause déterminante d'afflux sanguin hémorrhagipare vers l'utérus, comme cause déterminante de l'hémorrhagie elle-même.

L'avortement produit surtout l'hémorrhagie quand il survient au milieu de la grossesse, et dans ce cas l'hémorrhagie se prolonge assez longtemps, quinze jours, un mois et plus par exemple, parce qu'à cette époque la rétention du placenta est ordinaire ; en effet, dans les premiers mois, le placenta est très-petit ; et dans les derniers mois il se détache plus facilement : il est muni d'un cordon qui permet de l'extraire, etc. La rétention du placenta après l'avortement est due à ce que les fibres utérines n'ont pas la puissance contractile dont elles jouissent dans l'accouchement à terme ; de sorte que, quand le produit de la conception a été expulsé, l'utérus a une contractilité trop faible pour opérer la délivrance. Enfin le fœtus, étant alors moins volumineux que le placenta, n'a pas préparé à ce dernier une voie facile à parcourir. Il faut donc pour ainsi dire un second avortement, sollicitant un travail plus considérable que celui qui a accompli le premier.

Parfois, à la suite de l'accouchement, le placenta est très-adhérent à la matrice; on tire sur le cordon avec ménagements, et le placenta ne vient pas. Le cordon se déchire, ou bien même, sans que cette complication se présente, on est dans la nécessité d'aller chercher le placenta avec la main au fond de l'utérus, pendant que cet organe n'est pas encore revenu sur lui-même. Le plus souvent alors, les doigts peuvent décoller le gâteau placentaire; mais fréquemment aussi on ne ramène rien du tout, ou bien on ne retire que des fragments de celui-ci. De là des hémorrhagies plus ou moins abondantes, et qu'on est exposé à voir reparaître, tant que le placenta n'aura pas été entièrement expulsé en nature, en lambeaux ou à l'état de décomposition.

II. *Cordon.* — La rupture du cordon ombilical est une cause directe d'hémorrhagie fœtale. Cette lésion se produit, d'après Velpeau, à la suite d'altérations pathologiques telles que ramollissement, varices, gangrène, etc. Nous avons déjà vu qu'elle pouvait encore survenir quand il y avait brièveté de cet organe, après la déchirure des membranes ou même auparavant, selon quelques auteurs. Dans ce dernier cas, le sang se mêlant aux eaux de l'amnios, produit une hémorrhagie intra-ovulaire. La brièveté du cordon peut récidiver chez la même femme, de même que l'insertion vicieuse du placenta. Baudelocque cite un cas où le placenta s'était décollé et le cordon déchiré au niveau du placenta, dans le mouvement qu'avait fait une femme pour entrer dans une baignoire.

De la Motte en cite un autre où le cordon, enroulé trois fois autour du cou du fœtus, présentait un nœud sur son trajet, au niveau duquel était une érosion intéressant un des vaisseaux ombilicaux. Denckiser rapporte un cas remarquable où la rupture n'intéressait qu'une des branches de la veine ombilicale (voir obs. 34).

Enfin signalons pour mémoire l'apoplexie du cordon.

III. *Fœtus.* — Toutes les affections hémorrhagipares capables de sévir sur le fœtus peuvent déterminer chez lui des hémorrhagies. Mais nous n'examinerons ici que l'influence du traumatisme. C'est ainsi que les manœuvres criminelles, ayant pour but de provoquer l'avortement, ont quelquefois pour effet de blesser directement la partie du fœtus la plus voisine du col utérin. Les chutes de la mère, les coups violents portés sur le ventre, peuvent dans quelques circonstances déterminer l'hémorrhagie fœtale. Nous verrons plus tard l'action de ces dernières causes dans les métrorrhagies par avortement (voir obs. 39).

§ 2. *Causes déterminantes locales agissant sur l'utérus.*

Nous ne rappellerons pas les causes déterminantes locales analysées dans la première partie de cet ouvrage. Nous n'avons à considérer ici que celles qui sont liées directement à la grossesse. Disons avant tout que la gestation rend l'utérus plus apte à recevoir et à conserver l'impression des causes variées qui, en agissant sur lui, tendent à produire l'hhémorragie.

L'habitude du molimen menstruel, le traumatisme, l'absence de rétraction utérine après l'accouchement, enfin la présence d'un fœtus développé en dehors des condition normales, telles sont les causes qui agissent sur l'utérus gravide pour déterminer l'hémorrhagie.

I. *Habitude du molimen menstruel.* — Une cause fréquente d'hémorrhagie utérine dans les premiers mois de la grossesse, c'est l'habitude qu'a prise l'utérus de se congestionner à chaque période menstruelle. Comme à cette époque il ne doit plus se produire d'écoulement sanguin par les parties génitales, l'effort hémorrhagique n'étant plus satisfait, amène une congestion de l'organe suffisante dans bien des cas pour causer une hémorrhagie et produire l'avortement. Ce dernier accident n'a pas toujours lieu dans ces conditions, mais il n'en est pas moins imminent. C'est ce qu'on observe souvent chez les femmes fortes, robustes, et dont les règles sont habituellement abondantes. Plus tard d'autres avortements pourront survenir encore ; mais ceux-ci auront de la tendance à se manifester de plus en plus tardivement. C'est ainsi que des femmes, après trois ou quatre avortements survenus à des époques de plus en plus éloignées du moment de la conception, ont fini par accoucher la quatrième ou la cinquième fois d'un enfant né à terme.

II. *Traumatisme.* — Ce qui distingue ici tout particulièrement le traumatisme, c'est qu'il n'a pas besoin en général d'être bien violent pour amener l'hémorrhagie.

1° *Commotion utérine* — L'ébranlement de l'utérus peut être direct ou indirect. L'ébranlement direct se produit dans les rapprochement sexuels. C'est là une cause très-fréquente d'hémorrhagies et d'avortements surtout pendant les premiers mois de la grossesse. Alors il y a successivement : ébranlement de l'utérus, décollement de l'œuf, pertes sanguines et enfin contractions expulsives. On comprend l'influence des chutes, des coups portés sur le ventre, etc., sur l'utérus chargé du produit de la conception. La loi judaïque punissait de mort quiconque avait frappé une femme enceinte, fût-ce même involontairement. L'équitation, la course, la danse, un faux pas, les cahotements d'une voiture mal suspendue, les efforts de toux, de vomissements, les épreintes, le ténesme, le frottage des parquets, l'action de soulever un fardeau, de monter les escaliers, de renverser fortement les bras en arrière pour se coiffer, etc. etc. Voilà autant de causes occasionnelles qui sont souvent invoquées par les malades. Ces causes peuvent à la rigueur être suffisantes, mais bien souvent elles masquent une cause cachée et particulièrement le décollement du placenta dans les derniers mois de la grossesse, ou l'habitude du molimen menstruel pendant la première partie de la gestation, ou encore une des causes prédisposantes signalées plus haut. C'est ainsi qu'on cite des cas où des femmes se sont jetées dans la Seine, du haut d'un second ou d'un troisième étage, etc., sans que l'avortement ait eu lieu. Ces femmes-là ont le fœtus chevillé à la matrice, comme le dit agréablement M. le professeur Pajot (voir obs. 45).

Disons en terminant que l'action seule de se lever est une cause d'hémorrhagie après l'accouchement; c'est pour cela que M. le professeur Depaul insiste tant pour que les femmes restent au lit neuf jours pleins après l'accouchement ; il voudrait même qu'elles ne commencent à se lever qu'au bout de quinze jours.

2° L'utérus peut être lésé par des manœuvres chirurgicales intempestives. C'est ainsi qu'on a pris l'utérus à demi renversé pour un môle et qu'on en a déchiré le tissu, qu'on l'a râclé avec les ongles pour arracher un placenta adhérent, que l'orifice externe pris pour le placenta a été également dilacéré par les ongles. Follin cite un cas où l'utérus, pris pour un second fœtus par une sage-femme inexpérimentée, a été arraché avec tous ses annexes, pendant que quatre aides vigoureux tiraient la femme de leur côté. Cette femme guérit! D'ailleurs on cite des cas où la cautérisation du col au fer rouge n'a pas produit l'avortement. Hewitt (*Obs. Transact.* IX, London, 1867) cite un cas d'anévrysme traumatique de l'artère utérine dû à l'accouchement, et qui produisit plus tard une hémorrhagie mortelle.

3° L'utérus peut se rompre pendant le travail de l'accouchement ou à la suite d'un coup porté sur le ventre. La rupture de la matrice intéresse le col (voir obs. 35) ou le corps de cet organe. Dans ce dernier cas, le fœtus peut pénétrer dans l'abdomen. Cette lésion s'observe dans le cas de rétraction trop brusque de l'utérus avant le travail ou avant la dilatation complète du col. Toutes les causes de dystocie prédisposent à cet accident, en rendant vaines les contractions excessives dont l'utérus est alors le siége. C'est ainsi que la rapidité du travail dans le premier cas et sa lenteur dans le second peuvent causer la rupture. Des contractions précipitées, irrégulières, survenues sous l'influence des émotions morales, de l'ergot de seigle qui tétanise l'utérus et ne laisse pas d'intervalle entre les contractions, peuvent amener le même résultat; surtout si le col ne se laisse pas dilater en raison de sa rigidité, comme on l'observe chez les primipares âgées ou trop jeunes, en raison de sa dégénérescence (cancéreuse ou autre), enfin en raison des contractions spasmodiques dont il peut être le siége. Toutes ces causes réunies trouvent dans l'altération des parois de la matrice, dégénérescence graisseuse, atrophie, cancer, ramollissement par un grand nombre de grossesses antérieures, etc., les conditions suffisantes pour que la rupture puisse se produire (voir obs. 49).

III. *Défaut de rétraction utérine.* — Quand, après l'accouchement, l'utérus ne se rétracte pas, l'hémorrhagie se produit par un mécanisme facile à saisir. Les lacs veineux dont cet organe est creusé reçoivent une quantité considérable de sang qui trouve un écoulement facile aux points correspondant à l'insertion du placenta, dont le décollement n'a pu s'opérer qu'en mettant à découvert quelques-uns de ces larges réservoirs sanguins. Il faut que l'utérus se rétracte bien vite pour réduire ces vaisseaux à un moindre volume et oblitérer complètement ces orifices béants. C'est ainsi que les caillots, les débris du placenta ou des membranes, restés dans l'utérus, empêchent l'organe de se réduire et entretiennent l'hémorrhagie. C'est pour éviter ce grave accident que l'on doit toujours, en opérant la délivrance, avoir grand soin de faire exécuter au placenta des mouvements de rotation qui ont pour but d'enrouler les membranes et d'emprisonner dans leur intérieur les caillots sanguins qui pourraient rester dans l'utérus. Un placenta volumineux ou contractant avec l'utérus des adhérences morbides, prédispose à cet accident, puisqu'il s'oppose par son séjour dans la cavité utérine à la réduction de la matrice. La présence d'un second enfant dans une grossesse composée peut amener le même résultat, en retardant par sa présence la contraction complète de l'utérus, alors qu'elle serait si nécessaire quand le premier placenta a été détaché ou décollé (voir obs. 36, 37, 38, 42, 48).

Mais le défaut de rétraction peut tenir à l'utérus lui-même. On dit dans ce cas qu'il y a inertie. L'inertie utérine consécutive est une des causes les plus fréquentes et les plus graves des hémorrhagies à la suite de l'accouchement. La perte peut être foudroyante si le placenta est extirpé. L'inertie dépend, d'après Leroux, de la diminution de la faculté contractile ou à la fois du défaut de ressort et de contraction. Cette dernière forme, lorsqu'elle est partielle, peut occuper le corps, tandis que le col, en se contractant, ferme toute issue au sang. Il y a alors hémorrhagie interne, et l'organe affaibli se laisse dilater par le sang qui peut fluer jusque dans le péritoine et produire une hémorrhagie intra-abdominale. Cette complication s'observe chez les femmes de mauvaise constitution, à fibres lâches et molles, chez celles qui ont eu pendant leur grossesse une longue maladie qui a affaibli le ton des organes; quand l'accouchement a été rapide; quand l'utérus a été très-distendu (hydramnios, grossesse double); quand l'accouchement est pénible et que la matrice épuisée tombe dans l'inaction. Enfin les contractions irrégulières de l'utérus, son renversement après la délivrance, par suite de tractions trop fortes, et qu'on n'a pas eu soin de diriger en explorant cet organe à l'aide d'une main portée sur l'abdomen, comme le conseillent les auteurs; voilà autant de causes qui s'opposent à la rétraction de l'organe et produisent la métrorrhagie par les ouvertures béantes des tissus déchirés à la suite de l'extraction du placenta (voir obs. 33, 40).

IV. *Fœtus extra-utérin.* — Le développement du fœtus hors de l'utérus peut être la cause d'hémorrhagies abondantes. Celles-ci s'effectuent fréquemment dans l'abdomen ; mais elles peuvent aussi se produire dans la matrice, quand par exemple la grossesse est interstitielle, et même en dehors de cette circonstance. Nous en publions plus loin un cas fort remarquable (voir obs. 50, 47).

§ 3. *Causes déterminantes générales.*

Nous ne dirons rien ici des causes déterminantes générales énumérées précédemment. Toutes ces causes s'exercent avec plus d'intensité quand la femme est enceinte que lorsqu'elle ne l'est pas, c'est ce que nous avons déjà eu occasion de faire remarquer plusieurs fois. Les causes déterminantes générales qui produisent les hémorrhagies dans la grossesse sont très-nombreuses. Nous les rangeons sous deux groupes : maladies spéciales aux femmes enceintes, et influences s'exerçant sur les principaux systèmes.

I. *Maladies propres aux femmes enceintes.* — Les gastralgies intenses et de longue durée, les vomissements incoercibles de la grossesse, la pléthore générale et plus souvent la pléthore locale de l'utérus, la constipation, le rhumatisme utérin qui s'accompagne de douleurs si vives, enfin l'éclampsie des femmes en couches, telles sont, de toutes les affections dépendantes de la grossesse, celles qui s'accompagnent le plus souvent d'avortement. Nous avons déjà, en différents endroits de cette thèse, eu l'occasion d'analyser leur action. Nous n'avons pas à y revenir ici. Disons seulement que la pléthore fausse (*anemia fortiorum*), ainsi que l'éclampsie, sont des affections de la seconde partie de la grossesse, cette dernière surtout. Dans le premier cas le pouls est plein et dur, et en même temps, sous l'influence de l'état nerveux qui accompagne l'anémie, la circulation est-très irrégulière ; de là des vertiges, des tintements d'oreilles, des rougeurs subites à la face, etc., et en particulier la pléthore utérine. Tels sont aussi les accidents qui annoncent le développement de l'éclampsie chez les femmes enceintes. Mais ici on doit tenir compte des convulsions pour expliquer l'avortement et les hémorrhagies qui en sont la conséquence.

II. *Influences s'exerçant sur les principaux systèmes.* — 1° *Circulation.* — La saignée révulsive pratiquée à la saphène, les sangsues appliquées à la vulve, à la partie interne des cuisses ou sur le col utérin, mais en petite quantité, les sinapismes posés sur les membres inférieurs, toutes les causes produisant également une action révulsive locale au voisinage de l'utérus, telles que les bains de siége chauds et aromatiques, les lavements chauds, les lavements d'armoise, les injections trop chaudes, les bains de pieds, les fumigations introduites dans le vagin, le repos prolongé, la station assise permanente, surtout sur un lit de plumes, etc., sont autant de causes qui amènent l'hémorrhagie en déterminant directement un appel de sang plus ou moins considérable vers la matrice.

2° *Respiration.* — Toutes les affections des organes respiratoires qui provoquent la toux, telles que bronchite, pneumonie, catarrhe, etc., peuvent, nous l'avons vu, déterminer l'avortement, par l'ébranlement qu'elles produisent vers l'utérus, surtout s'il se joint à cela d'autres causes prédisposantes.

3° *Digestion.* — Les purgatifs drastiques, mais surtout d'aloës, la constipation, un régime excitant qui l'entretient, telles sont les causes qui agissent en congestionnant d'une manière active les organes contenus dans le petit bassin.

4° *Sécrétions.* — Nous avons vu l'effet produit par une transpiration brusquement arrêtée en dehors de la grossesse; l'état puerpéral ne peut être qu'une condition très-favorable au développement de cette influence.

5° *Innervation.* — Ces causes jouent souvent un rôle assez actif, car elles coïncident avec des prédispositions spéciales étudiées précédemment, comme le tempérament sanguin, nerveux ou lymphatique, et les maladies qui en découlent : la pléthore, l'hystérie et l'anémie. Souvent, en outre, elles s'accompagnent de causes occasionnelles plus ou moins manifestes. Signalons d'abord l'orgasme vénérien qui, ainsi que toutes les causes dont nous allons parler, détermine la congestion, puis l'hémorrhagie utérine, ensuite le décollement de l'œuf, et enfin son expulsion. C'est ainsi qu'agissent la joie trop vive, le chagrin, la frayeur, les préoccupations, les contrariétés, les passions gaies ou tristes, la colère surtout (Vigarous), une lumière trop vive, des sons trop éclatants, une odeur pénétrante ou répugnante, une saveur désagréable, etc. Avouons cependant que les impressions sensorielles, si souvent invoquées par les femmes qui avortent, dissimulent en général une des nombreuses causes énumérées dans cet ouvrage. Enfin les douleurs très-vives, les fatigues excessives, les veilles prolongées, l'ivresse, les accès hystériques, épileptiques, tétaniques, éclamptiques, cataleptiques, etc. Les variations brusques de température et de pression, des bains généraux ou trop chauds ou trop froids, une saignée générale déplétive, et non pas révulsive, etc., sont autant de causes occasionnelles très-réelles.

6° L'appareil génital peut être excité directement par les substances abortives et par les emménagogues. L'étude approfondie de ces agents m'entraînerait beaucoup trop loin. Je me contenterai de citer la rue et la sabine, substances abortives, qui agissent comme poisons; l'absinthe, le safran, l'armoise et le sulfure de carbone, les seuls emménagogues véritables, et qui n'agissent guère que commc excitants généraux; enfin l'uva ursi, le seigle ergoté et l'ergotine qui agissent en provoquant les contractions de l'utérus.

APPENDICE.

Toutes les causes capables de déterminer des hémorrhagies externes peuvent aussi produire des hémorrhagies internes. Il suffit pour cela que le sang ne puisse pas s'échapper par la vulve. Cette condition est déterminée par un grand nombre de causes. L'occlusion peut exister dans le vagin ou au col de l'utérus. Elle est congénitale ou accidentelle. L'imperforation congénitale du canal vulvo-utérin peut tenir à l'imperforation de l'hymen, l'absence ou l'oblitération du vagin, et l'imperforation du col. L'oblitération accidentelle peut être plus ou moins complète. Ses causes sont les suivantes : rétrécissement du vagin ou du col, augmentation du volume du col (congestion, inflammation, hypertrophie, corps fibreux, cancer, etc.), produisant sur l'orifice l'effet de la prostate hypertrophiée sur le canal uréthral ; l'obstruction du col par une production organique (polype, caduque); la flexion et la torsion utérine avec ou sans inflammation catarrhale, ou quelqu'autre lésion morbide ; la contraction spasmodique, la constriction, la coarctation, la contracture du canal excréteur ; l'occlusion de l'orifice par un caillot, par le placenta, par la tête de l'enfant, par la main de l'accoucheur dans la version podalique, par un tampon, etc. L'hémorrhagie interne se produit aussi quand des adhérences solides de la circonférence du placenta limitent autour de son centre décollé une cavité qui se remplit de sang ; quand l'hémorrhagie se fait dans l'intérieur de l'œuf, les membranes étant encore intactes; enfin dans tous les cas d'apoplexie ovulaire.

OBSERVATIONS

OBSERVATION I.

(Puech, Gaz. obst. de Paris, 1873.)

Métrorrhagie à l'âge de 5 ans et demi.

Il s'agit d'une fille de 5 ans et demi qui, depuis six mois était affectée d'une hémorrhagie par le vagin, alors qu'elle me fut présentée en février 1861.

Cet écoulement qui durait vingt-quatre et même quarante-huit heures, est revenu régulièrement tous les mois, malgré trois saisons passées aux bains de mer et une médication tonique et reconstituante. Il n'a cessé définitivement qu'à l'âge de huit ans et demi. Au moment où j'ai perdu cette fille de vue, elle était grosse, bien constituée, mais pas encore réglée, malgré ses 14 ans passés. Elle n'était pas encore formée à l'extérieur.

OBSERVATION II.

(Baglivi, Praxeos medicæ, cap. XIV, § 1, v. v, Lugduni, 1783.)

Si quis morbus, durante animi passione, ægrum corripuerit, solet interdum tandiu durare, quandiu ipsa animi passio; et potius in alienæ speciei morbum mutabitur, quam ægrotantem liberum relinquet. Id præ cœteris observavi nuper in muliere quadragenaria ; hœc ob gravissimas animi passiones incidit in copiosum sanguinis ab utero profluvium, a quo evasit post varia remedia per tres menses adhibita. Sed quoniam per integrum pœne annum iisdemmet animi curis multoque vehementioribus obnoxia fuit; idcirco post sanatum sanguinis profluvium, correpta statim est fluore uterino, interdum albo, interdum vero variegato. Fluore hoc suppresso, supervenerunt angores cordis, anxietates pectoris, extrema virium resolutio, macies, innappetentia, sitis, lenta febris, defluvium capillorum, et similia, quibus per sex menses, irritis quibuslibet remediis, laboravit. Ad cumulum malorum, accesserunt demum tumores pedum primo, mox vero ascitis, et denique totius corporis leucophlegmatia, quibus per quinque menses miserrime affecta, et animi curis fere detrita, migravit tandem ad superos.

OBSERVATION III. (Inédite.)

Métrorrhagie chez une femme hystéro-anémique.

Flavie B..., femme de chambre, entre le 8 avril 1873 à la Charité, salle Sainte-Catherine, n° 12, service de M. Gosselin.

23 ans, célibataire, réglée à 11 ans, bonne santé antérieure, accouchée à 19 ans dans les conditions les plus satisfaisantes. Cette femme est très-nerveuse, très-impressionable. Elle présente tous les signes physiques et fonctionnels du tempérament lymphatico-nerveux.

Elle a eu il y a quelque temps une arthrite du genou droit qui s'est terminée par ankylose. Elle entre pour un gonflement du poignet droit, accompagné de vives douleurs, qui fait craindre une arthrite de cette articulation comparable à celle qui s'est manifestée antérieurement dans le genou. Cependant au bout de quelque temps, tous les signes d'arthrite ont disparu et on se trouve en présence d'une contracture hystérique des fléchisseurs du poignet.

Immobilité, ouate, laudanum, cataplasmes, électricité.

Le 1er juin, les règles sont revenues comme à l'ordinaire, mais un peu plus abondamment que d'habitude. Durée : cinq à six jours. A cette époque, la contracture avait à peu près disparu.

Le 15. Perte abondante survenue sans cause appréciable et qui a duré jusqu'au 30.

Lavements froids, trois par jour; douches froides de cinq minutes; teinture de cannelle, remplacée au bout de huit jours par limonade sulfurique.

Cette hémorrhagie a fini par disparaître dans les premiers jours de juillet, la malade prenant alors trois pilules d'Helvétius par jour.

OBSERVATION IV (inédite).

Métrorrhagie chez une femme hystéro-anémique.

Firminie X..., 38 ans, entre dans le service de M. Gosselin, salle Sainte-Catherine, n° 20. Réglée à 17 ans, menstruation regulière, peu abondante, dure quatre jours chaque fois. Trois enfants et une fausse couche, le dernier enfant, il y a un an. Les règles ont réapparu au bout de six semaines et ont duré huit jours. Puis elles sont revenues régulièrement, mais en petite quantité et toujours avec des souffrances assez vives. Il y a six mois, elle a perdu une petite fille. Comme elle est excessivement nerveuse, elle a éprouvé plusieurs crises délirantes à la suite desquelles elle a voulu se jeter à la Seine. Depuis cette époque la malade est encore plus impressionnable qu'auparavant, elle est poursuivie par l'idée du suicide, est prise à chaque instant de passion génésique, et elle a des pertes utérines plus ou moins abondantes, mais toujours très-irrégulières dans leur retour. Son imagination est encore surexcitée par cette circonstance malheureuse qu'une vieille femme qu'elle a consultée lui a dit qu'elle devait avoir un cancer. L'examen au spéculum ne signale absolument rien. La palpation ne donne aucun résultat.

Bains, KBr, sip. de morphine.

La malade quitte l'hôpital au bout de trois semaines.

OBSERVATION V (inédite).

Métrorrhagie chez une chlorotique.

M..., âgée de 29 ans, entre le 2 décembre 1871, salle Saint-Charles, n. 9, à l'Hôtel-Dieu.

Cette malade se plaint de douleurs dans la partie inférieure de l'abdomen et de pertes de sang qui se renouvellent incessamment depuis six mois. Bonne santé jusqu'à 23 ans. Menstruation régulière.

Elle accouche à 23 ans d'une fille actuellement bien portante. Cette couche se fit sans accidents ; mais pendant les dix-huit mois qui suivirent, elle éprouva des douleurs dans le ventre, eut des pertes assez abondantes, et fut soignée tantôt pour un abaissement, tantôt pour un déplacement de matrice. Au bout de ce temps, la santé s'améliora un peu. Elle habitait alors la Belgique. Cependant, depuis cette époque, elle a toujours éprouvé des troubles du côté des fonctions menstruelles. Les règles ne revinrent que toutes les six ou sept semaines, quelquefois elles se faisaient attendre plusieurs mois. Elle n'a jamais eu d'autre enfant et n'a pas fait de fausse couche. Les choses étaient dans cet état au commencement du mois de juin, quand la malade s'aperçut que les rapports sexuels étaient douloureux, et le plus souvent suivis de pertes sanglantes assez abondantes. Cet état de choses se prolongeant fut bientôt suivi de douleurs diverses. C'est dans ces circonstances qu'elle vint à l'Hôtel-Dieu.

Femme assez grande, forte, présentant un embonpoint moyen. Douleurs spontanées dans la région hypogastrique, survenant par paroxysmes, surtout quand la malade est debout et qu'elle marche, avec irradiations dans l'aine droite, à la région lombaire du même côté, et de là descendant le long de la face postérieure de la cuisse jusqu'au genou, dit-elle. Rien de semblable du côté opposé. La palpation de l'abdomen ne réveille pas de douleur vive. Les organes thoraciques n'offrent rien d'anormal. Le premier bruit du cœur à la base est seul un peu sourd et prolongé. Elle ne tousse pas. Les muqueuses sont un peu décolorées. Du côté des organes génitaux, nous savons qu'à chaque rapprochement sexuel il s'écoule un peu de sang. Aujourd'hui, elle ne perd pas. Au toucher rien d'anormal. Le cul-de-sac antérieur est en partie effacé. Le col n'est pas abaissé, seulement il est assez notablement diminué de longueur en avant et à droite. L'orifice du col est allongé dans le sens transversal. Il admet l'extrémité de la pulpe de l'index, mais le doigt ne peut pénétrer plus profondément dans sa cavité.

On ne sent, du reste, dans cet orifice la saillie d'aucune tumeur. Ni par le toucher vaginal, ni par la palpation abdominale, l'utérus ne semble augmenté de volume.

Au spéculum, aucune altération appréciable des parois vaginales ou du col.

Inf. de tannin, vin de quinquina, sip. Fel.
Elle sort sans avoir eu d'accident nouveau le 18 décembre 1871.

OBSERVATION VI.

(Gaz. des hôp., 1866.)

Métrorrhagie chez une femme chargée d'embonpoint.

Femme de 23 ans, d'une position aisée, mariée depuis six ans, un enfant quinze mois après son mariage. Elle pèse 242 livres.

Depuis son accouchement, céphalalgie, menstruation irrégulière, elle perd de temps en temps. On lui prescrit de manger beaucoup de viande, peu de légumes et de boire le moins possible. Purgatifs de temps à autre avec de la scammonée.

Au bout de quatre mois de régime, Mme X. ne pèse plus que 202 livres. Cinq à six semaines après le début de cette médication, les pertes se sont arrêtées, la menstruation est revenue régulièrement, la santé est parfaite. Pas de toniques dans le traitement. Simples injections avec une décoction de feuilles de noyer.

Trois ans plus tard, les pertes sont revenues avec l'embonpoint. Même traitement. Au bout de deux mois, elle perd 15 livres; les règles reviennent régulièrement.

OBSERVATION VII.

(Gallard, Gaz. des hôp., 1869.)

Métrorrhagie. — Ovarite. — Machine à coudre.

X..., 32 ans, 4 grossesses normales, la dernière il y a cinq ans. Réglée à 13 ans. Menstruation régulière.

Le 20 novembre 1868, les règles venues à l'époque ordinaire ont duré neuf jours au lieu de cinq, laissant à leur suite du malaise, de la faiblesse, un brisement dans les membres, ballonnement du ventre, inappétence, douleurs lombaires persistantes. Au bout de quelques jours, le 5 décembre, survient une métrorrhagie qui dure quinze jours et est suivie d'une leucorrhée abondante. Douleurs expulsives avec tranchées intenses. Le sang évacué est liquide ou en caillots. Après la cessation de l'écoulement sanguin, le ventre, qui était devenu plus douloureux, surtout au niveau de la fosse iliaque gauche, reste légèrement tendu et endolori. La moindre pression développe de la douleur. Nausées fréquentes, pas de vomissements, un peu de diarrhée, inappétence, soif, mouvement fébrile très-marqué pendant toute la durée de l'hémorrhagie.

De nouvelles métrorrhagies qui se montrent à la fin de décembre et au commencement de janvier aggravent à nouveau tous les symptômes qui n'avaient, du reste, jamais disparu, et qui se sont réveillés avec une nouvelle intensité vers le 20 janvier, époque régulière d'une nouvelle période menstruelle.

D'après le siége de la douleur et de la tuméfaction, l'état général, l'appareil fébrile, les troubles de la menstruation, on diagnostiqua une ovarite aiguë, avec ou sans salpingite. La cause prédisposante est la phthisie dont cette femme est atteinte depuis peu; la cause déterminante est l'usage de la machine à coudre.

OBSERVATION VIII.

(Gaz. des hôp., 1861.)

Inversion utérine chronique treize mois après l'accouchement.

Octobre 1844. X..., fermière, âgée de 23 ans, lymphatique; réglée à 15 ans, menstruation régulière accompagnée de pertes blanches avant et après.

Quinze jours avant, accouchement prompt, hémorrhagie, syncope.

Deux ans après, en décembre 1846, deuxième accouchement très-rapide, hémorrhagie, syncope : seigle ergoté, tamponnement, limonade vineuse, bouillons froids, réfrigérants locaux.

La faiblesse est excessive. On la combat par toniques, ferrugineux.

Fin de février 1847, elle reprend ses occupations. Elle commet quelques imprudences et est prise le 5 mars, c'est-à-dire deux mois et demi après l'accouchement, d'une première menstruation très-abondante.

3 avril. Seconde menstruation plus abondante encore.

Mai. Troisième menstruation, perte considérable.

Le toucher montre l'utérus en position normale; le spéculum, la pâleur et la décoloration de la muqueuse.

25 novembre 1847, à cinq heures du soir, X... faisant sa ronde accoutumée autour de sa ferme, éprouve une frayeur excessive. Elle tombe en poussant un cri, on accourt, on la relève; elle dit que toutes ses entrailles sont sorties de son corps. Elle baigne dans son sang et tombe sans connaissance. Le médecin est appelé. Les règles avaient apparu la veille. Au toucher, on sent dans le vagin un corps volumineux, arrondi, indolore, pyriforme, à petite extrémité dirigée en haut.

En écartant les grandes lèvres, on voit une tumeur rouge brunâtre, lisse, saignante, légèrement aplatie d'arrière en avant, et pouvant offrir dans sa plus grande largeur 50 à 55 millimètres. Le volume du pédicule écarte l'idée d'un corps fibreux, d'autant plus que le doigt rencontre un bourrelet annulaire embrassant le pédicule de la tumeur, puis en dedans de cet anneau il pénètre dans un cul-de-sac qui peut avoir 13 à 15 millimètres de profondeur. Un stylet ne peut pénétrer au delà de ce cul-de-sac. La tumeur offre une certaine mobilité latérale; le doigt la refoule en haut, la toux la pousse en bas. Le toucher rectal au-dessus de cette tumeur ne rencontre plus l'utérus, mais une sonde engagée dans la vessie dont on a fait le cathétérisme. Hémorrhagie considérable. Toute tentative de réduction a échoué.

En 1857, la malade très-anémiée ne pouvait pas encore quitter son lit.

OBSERVATION IX (inédite).

Végétations fongueuses. — Crayon de nitrate d'argent laissé à demeure dans l'utérus.

X..., concierge, 37 ans, constitution affaiblie par de nombreuses privations antérieures, entre le 19 avril 1873, salle Sainte-Marie, nº 1, à Lariboisière, service M. Maurice Raynaud.

Bien réglée habituellement. Il y a sept mois les règles ont apparu à l'époque ordinaire et ont duré six à sept jours comme d'habitude. Quinze jours après, sans que la malade en connaisse la raison, une perte très-abondante se déclara après quelques jours de malaise, douleurs vagues dans le bas-ventre, etc. Cette hémorrhagie a duré quinze jours.

Depuis, la malade n'a plus eu de nouvelles pertes en dehors des règles; mais tous les mois les règles, au lieu de durer six à sept jours comme à l'ordinaire, se prolongent toutes les fois douze à quinze jours, et se transforment ainsi en une véritable hémorrhagie.

Dans l'intervalle de ses époques, la malade était sujette à quelques pertes blanches depuis quinze à dix-huit mois. Cette leucorrhée peu abondante exhale une odeur assez forte. On lui fit prendre des grands bains, des bains de siége, des injections de guimauve et de pavot, etc. Persuadée qu'elle avait une *ulcération* (un cancer) à la matrice, elle entra dans le service pour y demander nos soins.

La malade a subi des privations de toute nature. Légèrement hypochondriaque; constipation habituelle, 7 enfants, le dernier il y a six ans. La malade se plaint d'éprouver des douleurs dans tout le ventre, mais particulièrement à l'hypogastre, des tiraillements dans l'aine, à la partie interne des cuisses, dans les reins. Elle éprouve des picotements dans les seins et des élancements jusque dans les yeux. Elle fléchit difficilement le tronc en avant, à cause de la sensation d'une barre qu'elle éprouve dans la poitrine. Ses souffrances l'empêchent de dormir. A la palpation, le ventre n'est que médiocrement douloureux. L'hypogastre seul est sensible à la pression. Le toucher vaginal donne peu de renseignements, mais il est douloureux. Combiné à la palpation, il nous montre l'utérus un peu plus volumineux, un peu plus lourd qu'à l'état normal. Pas de fièvre.

Purgatif léger, catapl. sur le ventre, 1 portion.

22 avril. 1º Examen au spéculum. L'introduction de l'instrument est douloureuse. On enlève avec un pinceau de charpie un peu de mucus épais. On introduit facilement l'hystéromètre dans la matrice. Sa cavité

offre environ 6 centimètres de longueur. La modification dans le volume n'est donc pas très-importante, surtout si l'on tient compte de ce fait que la malade a eu 7 enfants. On enlève avec cet instrument une végétation polypeuse blanc-jaunâtre, de la grosseur d'une demi-noisette, très-finement vasculaire, transparente. Repos au lit, cataplasme, injection simple, j. morphiné.

Le 26. 2° Examen au spéculum. On introduit dans l'utérus la curette de Récamier, avec laquelle on racle l'intérieur de sa cavité. On ne ramène que quelques débris de fongosités. Très-peu de sang après cette opération. Une seconde abrasion n'amenant pas de nouveau résultat, on cautérise avec un crayon de nitrate d'argent. Le crayon, long de 5 centimètres au moins, est laissé à demeure dans la matrice.

La malade éprouve le reste de la journée des douleurs de ventre assez vives à la suite de cette séance.

Le 27. Apparition des règles, l'état général est meilleur que la veille, les douleurs sont presque nulles.

Depuis cette époque, la malade a rendu au bout de trois jours quelques débris du crayon de nitrate d'argent, puis samedi 3 mai le crayon tout entier en urinant. Les règles se sont terminées le 4. Elles ont donc repris leur durée habituelle, huit jours, au lieu de douze ou treize, comme cela avait lieu depuis sept mois.

Le 11. La malade nous quitte, elle ne souffre plus. On lui prescrit à son départ de continuer pour quelque temps encore les injections avec la décoction de feuilles de noyer.

OBSERVATION X.

(Potheau, De la ménorrhagie, 1873, Paris.)
Ménorrhagie avec hypertrophie totale.

Femme nullipare, entrée chez Tillaux à Saint-Antoine.

Ménorrhagie datant de quinze ans. Au début, l'utérus, à chaque époque menstruelle, remontait au-dessus de l'ombilic, puis diminuait peu à peu pendant l'hémorrhagie, et dans les premières années il ne restait aucune trace de gonflement à la fin de chaque menstruation; mais au bout de quelques années, la malade s'aperçut que sa tumeur revenait de moins en moins à l'état normal après chaque ménorrhagie, bien qu'elle diminuât toujours.

Pendant son séjour à l'hôpital, l'utérus remontait au niveau de l'appendice xiphoïde, avant que l'hémorrhagie menstruelle commençât, et descendait au-dessous de l'ombilic à la fin de l'hémorrhagie.

A l'autopsie, l'utérus pesait 2 kilogr. Il contenait trois petits fibromes dans son épaisseur; mais la Société de chirurgie les regarda, après discussion, comme une simple coïncidence.

OBSERVATION XI.

(Potheau, ibid.)

Ménorrhagie due à un polype fibreux.

Sidonie B..., 38 ans, cuisinière, entre le 26 novembre 1872 à l'hôpital Necker. Tempérament nerveux, réglée à 12 ans, tous les mois régulièrement, durée huit jours.

Mariée à 24 ans, 2 enfants à terme. Elle a nourri le second dix-sept mois; les règles sont revenues dix-sept mois après l'allaitement. La première menstruation, très-abondante, dure quinze jours.

Depuis lors, règles très-irrégulières.

Le 3 avril 1872, ménorrhagie abondante, sans cause connue.

Les 8 mai, 8 juin, 8 juillet, etc., 8 octobre, ménorrhagie toujours très-abondante.

8 novembre. Le sang sort par caillots énormes. Tamponnement, 4 dragées d'ergotine Bonjean et pil. de fer. La perte dure jusqu'au 5 novembre, jour de son entrée à l'hôpital.

Du 26 au 30, il ne sort qu'un peu d'eau rousse.

Le 30, la malade est chloroformée, on enlève le polype avec l'écraseur, il ne sort presque pas de sang.

1er décembre. L'hémorrhagie diminue et cesse tout à coup.

Le 12. Douleur vague dans le fond de l'utérus, les forces reviennent. Elle sort guérie. La malade n'a plus ses règles. Les époques sont marquées par une augmentation de flueurs blanches.

OBSERVATION XII.

(Depaul, Gaz. des hôp., 1860.)

Corps fibreux amenant des métrorrhagies.

X..., 42 ans, excellente constitution. Bonne santé jusqu'à il y a deux ans, époque où pendant cinq à six mois elle eut des pertes qui se reproduisaient deux, trois et quatre fois par mois. Bientôt affaiblissement considérable. Depuis dix-huit mois, la perte de sang est presque continuelle, et il ne se passe pas plus de deux ou trois jours sans que cet écoulement ait lieu. Pendant tout ce temps, la malade s'est soignée elle-même sans médecin, mais inutilement. Cependant l'état général s'aggravant tous les jours, Mme X... vint à Paris consulter Depaul. Elle offre les symptômes suivants : décoloration de la peau et des muqueuses, infiltration des paupières, bouffissure du visage, palpitations, essoufflement, perte d'appétit, pouls petit et fréquent, bruit de souffle au cœur et dans les vaisseaux du cou. Au toucher, toute la partie inférieure de l'utérus a régulièrement augmenté de volume. Orifice externe aminci et dilaté régulièrement présentant une ouverture du diamètre d'une pièce de 2 francs. Le doigt qui cherche à y pénétrer est bientôt arrêté par une tumeur dure et arrondie; mais il peut facilement la contourner en passant entre elle et la face interne de la matrice, et pénètre à plus de 4 centimètres sans rencontrer le point d'insertion de ce corps étranger. L'orifice interne avait disparu. Au toucher et à la palpation réunis, ont sent que l'utérus est manifestement augmenté de volume. Son fond arrondi, très-régulier, donne la certitude qu'on n'a pas affaire à un renversement de l'organe. Le pédicule était court et avait environ 1 centimètre de diamètre. On le sectionna avec l'écraseur linéaire porté dans la cavité utérine. Guérison sans hémorrhagie.

OBSERVATION XIII (inédite).

Fibrome utérin interstitiel et sous-péritonéal avec névralgies intenses et métrorrhagies.

22, salle Sainte-Catherine, Gosselin, Charité, 1868.

X..., depuis dix ans, a des pertes utérines. Douleurs sacrées et lombaires. Ces jours-ci, les douleurs sont revenues au haut de la cuisse, dans les aines et à l'épaule. Elles sont très-vives et siégent surtout dans les branches collatérales du plexus lombaire. Depuis peu de temps, on sent une tumeur à la palpation de l'abdomen; on la limite mieux en combinant le toucher à la palpation. Il ne s'agit pas ici d'un polype intra-utérin, comme les pertes pourraient le faire penser. La tumeur doit être plutôt sous-séreuse que muqueuse.

Inj. sous-cut. de chlorhydrate de morphine, frictions avec liniment chloroformé. J. 10 gr. teint. de cannelle. Elle dort peu la nuit.

Au bout de quelques jours, les douleurs ont beaucoup diminué. La malade quitte l'hôpital après vingt jours de séjour.

OBSERVATION XIV.

(Gaz. des hôp., 1870.)

Liomyomes multiples de l'utérus.

D..., âgée de 60 ans, entre le 30 janvier 1870 dans le service de Demarquay pour une tumeur fibreuse de l'utérus diagnostiquée par M. Richet quelques jours auparavant.

Réglée à 17 ans, menstruation régulière, mariée à 24 ans; ni enfant, ni fausse couche. Constitution faible, tempérament lymphatique, chloro-anémie depuis son mariage, ménorrhagie depuis l'âge de 24 ans. Il y a cinq ans, elle éprouva des pesanteurs dans le bas-ventre et des douleurs persistantes à la région lombo-sacrée. Il y a 5 mois; le ventre a grossi. Elle ne perd du sang depuis son retour d'âge que depuis 16 à 17 mois. Ces pertes ne furent abondantes que pendant les deux premiers mois. Depuis elles ont diminué, grâce au régime suivi par la malade.

Il y a trois mois, légère exaspération des douleurs lombo-sacrées, qui fut suivie de l'expulsion d'un fragment de la tumeur, dans lequel le microscope a fait découvrir les éléments d'un liomyome. Puis tout revint à l'état habituel.

Quinze jours après, il se détacha un nouveau fragment, mollasse, anfractueux, de la grosseur d'une noix. Son expulsion fut accompagnée d'une perte de sang assez forte. Depuis cette époque, la malade est restée couchée, et voici son état le 1er février : teint pâle, jaunâtre, figure triste, abattue.

Rien au cœur ni au poumons. Le ventre proéminent ressemble à celui d'une femme enceinte de quatre mois. Le palper permet de circonscrire une tumeur dure, à surface arrondie, vaguement bosselée, située sur la ligne médiane et dont le sommet arrondi s'élève à quatre travers de doigt au-dessus du pubis. Son diamètre transversal est d'environ dix à douze centimètres. La pression à son niveau n'est pas douloureuse.

Au toucher, on trouve le col élevé, les lèvres amincies, le pourtour lisse ; le col est effacé en partie et dilaté au point d'admettre deux doigts environ. A travers le col entre-bâillé proémine une sorte de polype fongueux, mollasse, fuyant devant le doigt qui le refoule et en enlève quelques parcelles. En combinant les deux modes d'examen, on sent que le doigt soulève aisément et en masse la tumeur tout entière, et que le choc imprimé au col utérin se transmet en totalité à la main qui déprime le bas-ventre.

La malade ne marche plus depuis quelques jours, elle perd du sang en assez grande abondance. Depuis deux mois, l'appétit diminue, elle perd ses forces et maigrit, le courage l'abandonne. Le liquide de ses pertes est rouge-grisâtre, sanieux, très-fétide, mais ne contient pas de parties solides. Inj. antiseptique, toniques.

8 février. Afin que l'écoulement de cette sanie sanguinolente se fasse plus aisément, Demarquay débride légèrement le col utérin en deux points opposés.

Le 9. Mauvaise nuit. Hier soir vers sept heures, fièvre d'un quart d'heure de durée. Figure jaunâtre, un peu grippée, peau chaude, moite. P. 110. Grande prostration, anorexie complète.

Soir : 38,3. P. 96. Légère amélioration générale, la malade prend un bouillon et un potage.

Le 10. Nuit mauvaise, très-abattue, sommeil très-agité.

Soir : 39,4. P. 108. Le ventre est sensible à la pression, un peu de météorisme. Constipation depuis trois jours, faiblesse extrême.

Le 11. Nuit agitée, même état général, nouveau frisson d'un quart d'heure de durée hier soir à six heures et demie.

Soir : 39,2. P. 124. La malade se plaint moins de son ventre, pas de tympanite, ne va à la selle qu'avec des lavements.

Le 12. Nuit très-mauvaise, prostration extrême, pas de nouveau frisson.

Soir : 39,7. P. 124.

Le 13, matin. Délire toute la nuit. Ce matin à huit heures, en voulant se lever, elle tombe en syncope au moment de mettre pied à terre, s'affaisse et meurt.

A l'autopsie, l'utérus a 22 centimètres sur 37 de large. Tumeurs nombreuses dans l'utérus, dures, molles ou diffluentes qui ne sont que des degrés plus ou moins avancés de la même lésion, le myome, d'après l'examen histologique qu'en a fait M. Hénocque.

OBSERVATION XV.

(Gaz. des hôp., 1863.)

Métrorrhagie avec tubercules de l'utérus.

Une dame âgée de 55 ans avait été atteinte, il y a deux ans, d'une perte utérine qui durait encore.

De l'examen de Tombinson, il résulta que l'utérus était notablement augmenté de volume. Interrogée sur ses antécédents, la malade rapportait que le sang qu'elle perdait était brun et sans odeur. Aucun diagnostic ne fut porté, la mort arriva seize mois après.

A l'autopsie, l'utérus fut trouvé augmenté de volume. Sa cavité était remplie de masses tuberculeuses; les trompes de Fallope étaient élargies et présentaient la même altération. La surface interne de l'utérus, après l'ablation des masses tuberculeuses, ressemblait à un rayon de miel.

OBSERVATION XVI (inédite).

Gros épithélioma du bord libre de la lèvre postérieure.

X..., lingère, 39 ans, entre dans le service de M. le professeur Gosselin à la Charité, salle Sainte-Catherine.

4 enfants, le dernier il y a huit ans. Jamais de fausses couches. Depuis 18 ans, date de son premier accouchement, la malade a toujours souffert dans le ventre, surtout du côté gauche. De ce côté, l'hypogastre est douloureux à la pression. Ces douleurs ont beaucoup augmenté depuis sept mois et se sont irradiées aux aines, aux cuisses et dans la région lombaire. La malade a eu une hémorrhagie pour la première fois dans le courant de janvier 1873.

Jusqu'alors elle avait toujours été assez bien réglée.

Cette perte a duré quinze jours. Depuis cette époque, elle perd des eaux rousses et fétides d'une manière presque continue, surtout depuis trois mois. Depuis, la malade a cessé de *voir* régulièrement, elle n'a plus ses règles, elle perd du sang deux ou trois fois et plus par mois. La malade est pâle, triste et a la teinte jaune-paille du cancer. Elle dort peu la nuit.

Au toucher, on trouve la lèvre antérieure un peu développée, mais la lèvre postérieure est le siége de la tumeur. Elle est volumineuse, mollasse, inégale et laisse suinter un ichor cancéreux très-fétide.

Appétit irrégulier, constipation : injections astringentes avec une décoction de feuilles de noyer.

OBSERVATION XVII.

(Demarquay, Gaz. des hôp., 1870.)

Epithélioma de la lèvre antérieure du col.

X..., 37 ans, entre le 8 janvier 1870 à la Maison de santé pour des pertes auxquelles elle est exposée depuis trois mois. Ces pertes sont survenues sans cause connue; leur début a coïncidé avec un retard de règles. Depuis lors, la malade perd en rouge presque constamment, surtout la nuit. Elle est pâle, anémiée, l'utérus est en antéversion; le col, dirigé en arrière, est abaissé; le cul-de-sac postérieur et la lèvre postérieure sont lisses, non indurés, indolents; mais en avant il existe une masse irrégulière, volumineuse, comme déchiquetée, occupant la place de la lèvre antérieure.

La surface de cette tumeur est mollasse, pulpeuse; elle donne au doigt la sensation de points ramollis par places. Pas de phénomènes généraux ni de douleur, santé relativement assez satisfaisante. La tumeur paraissant bien limitée, on résolut de l'enlever ; et, comme elle était pâle, presque exsangue, on rejeta l'écraseur linéaire de Chassaignac et on opta pour le bistouri. L'opération dura un quart d'heure, la malade ne fut pas endormie, perdit peu de sang, et entra en voie de guérison. Le microscope montra que l'on avait affaire ici à un épithélioma du col.

OBSERVATION XVIII.

(Gubler, loc. cit.)

Métrorrhagie dans un érythème fébrile.

Madame D..., âgée de 30 ans, très-bien réglée habituellement, a été prise dans le courant de juin de malaise général avec nausées, céphalalgie; et après trois jours, à la suite d'un pédiluve, il se fit par la vulve un écoulement que la malade prit pour ses règles, bien qu'elles fussent venues quinze jours auparavant comme à l'ordinaire. Le lendemain, la peau se colora d'un érythème qui dura vingt-quatre heures.

Le sang continua à couler assez abondamment pendant trois jours, puis madame X... se rétablit. Elle pensait que ses règles avaient avancé; mais, contre son attente, elles arrivèrent à l'époque ordinaire, un mois juste après le moment auquel elles étaient venues la dernière fois. Elles eurent la même durée que d'habitude.

OBSERVATION XIX

(Gubler, loc. cit.)

Epistaxis utérine au début d'une varioloïde.

Céline L..., entre à Beaujon, salle sainte-Marthe, n° 40, le 11 décembre 1861, pour une varioloïde discrète, arrivée au deuxieme jour de l'éruption, le sixième de la maladie.

Les dernières règles sont venues à leur époque. Il y a quinze jours, du 27 au 28 décembre, premier jour de l'éruption varioleuse, un écoulement sanguin s'est montré du côté des organes génitaux, a duré toute la nuit, et s'est arrêté dans la journée du lendemain. La varioloïde a parcouru régulièrement ses périodes.

OBSERVATION XX.

(Gubler, loc. cit.)

Epistaxis utérine sans traces de phénomènes menstruels du côté des ovaires.

Une femme de 27 ans vint à la Charité, quarante-huit heures après une maladie caractérisée par perte de connaissance, dilatation des pupilles, raideur et renversement du cou en arrière, mouvements convulsifs légers au début, et à la fin contracture tétanique de tout le corps. Circulation et respiration normales.

A l'autopsie, on découvre une hémorrhagie rachidienne dans le tissu arachnoïdien, tout le long de la colonne vertébrale, et dans la cavité même de l'arachnoïde, le long de la face antérieure de la moelle, principalement à la région dorsale.

Du col de l'utérus s'échappait une assez grande quantité de sang liquide et foncé; mais, chose importante à signaler, les ovaires ne présentaient aucune trace du travail congestif qui accompagne chaque époque menstruelle (Ch. Bernard, Mem. de la Soc. de Biol. 1856).

OBSERVATION XXI.

(Gubler, loc. cit.)

Ovulation sans écoulement sanguin.

Une jeune fille de 23 ans, fortement constituée et habituellement bien portante, morte le 13 février à l'hôpital Beaujon d'une méningite aiguë, n'avait jamais eu ses règles; ce qui n'empêcha pas qu'à l'autopsie on trouva les ovaires bien développés et portant des cicatrices comme les femmes qui ont été régulièrement menstruées. On en compta onze sur l'ovaire gauche et sur le droit. L'ovaire gauche en offrait une toute récente, et la vésicule renfermait un petit caillot gros comme une lentille.

OBSERVATION XXII.

Communiquée par M. Chouppe, interne à la Charité ; publiée dans la Gaz. obst. de Paris, n° du 5 avril 1873,)

Avortement. — Métrorrhagie. — Fièvre typhoïde.

L..., (Joséphine), 22 ans, entre à la Pitié le 11 décembre 1872, dans le service de M. Vulpian. Elle vient réclamer des soins pour des pertes très-abondantes qui l'épuisent depuis trois jours. En effet, elle perd abondamment, sans colique utérine ; et en présence d'une faiblesse aussi considérable, il semble urgent d'agir vite ; dès le soir même de son entrée la malade prend 4 grammes d'extrait d'ergot de seigle.

Antécédents. — Cette jeune fille était toujours bien réglée. Il y a cinq semaines, elle accoucha à l'Hôtel-Dieu d'un fœtus mort ; sa grossesse était arrivée à sept mois et demi. A la suite de cette couche, elle eut des pertes très-abondantes, resta quinze jours à l'hôpital, et en sortit ne perdant plus de sang ; assez forte pour reprendre son métier de fleuriste, elle se livra pendant trois semaines au travail, sans éprouver la moindre fatigue. Cependant, le 8 décembre, elle eut quelques légers frissons, un peu de fièvre, et fut prise d'hémorrhagie utérine assez abondante ; depuis cette date, les pertes ont continué ; aussi la malade se décide-t-elle à entrer à l'hôpital.

État actuel. — Cette jeune fille est très-anémiée : le tégument et les muqueuses sont fortement décolorés ; il existe un bruit de souffle intense dans les vaisseaux du cou. L'appétit est presque complètement aboli, la langue est épaisse, blanchâtre ; un peu de gastralgie, pas de diarrhée ni de constipation. Le ventre n'est douloureux en aucun point ; les hémorrhagies sont abondantes, uniquement composées de sang pur et vermeil. La malade est agitée, la peau est un peu chaude, céphalalgie légère. Extrait d'ergot de seigle 4 grammes.

13 décembre. La malade a vomi sa potion, l'hémorrhagie continue, la faiblesse s'accroît de plus en plus, le pouls est rapide, la peau est chaude et sèche. Extrait d'ergot, 5 grammes.

Le 14 La potion a été bien supportée, l'hémorrhagie est arrêtée ; mais la malade ne peut manger ; elle vomit tous ses aliments ; en même temps, elle est prise d'une diarrhée assez forte. V. qq.

Les 15 et 16. Continuation du même état, toujours vomissements ; fièvre vive, stupeur assez prononcée.

Le 17. Stupeur plus prononcée, la malade délire, 40°2. Meur sans agonie à deux heures du matin.

A l'autopsie faite le 19 décembre, on trouve dans l'intestin grêle les ulcérations caractéristiques des plaques de Peyer avec infiltration de leucocytes dans toute l'épaisseur des tuniques de l'intestin. On se trouve en présence d'une fièvre typhoïde qui ne s'est manifestée pendant la vie par aucun signe bien appréciable.

Discussion. — 1° Quelle influence a eu la fièvre sur la métrorrhagie?

Les épistaxis utérines ne sont pas rares au début de la fièvre typhoïde, mais en général elles n'offrent pas une grande intensité. Si elles ont été très-abondantes, il faut en rapporter la cause à la prédisposition causée par la fausse couche qui, elle, avait été accompagnée d'hémorrhagies. Mais celles-ci avaient cessé depuis au mois quinze jours; la santé était parfaite, les forces revenues. Donc sous l'influence de la dothiénentiérie seule, elles ne se seraient pas renouvelées.

2° Quel a été le rôle de la métrorrhagie dans la terminaison funeste?

La lésion n'était pas très-étendue, il n'y avait pas de complications au poumon ni au cerveau; donc, sans les pertes qui marquèrent son début, la fièvre typhoïde eût marché régulièrement et aurait eu une issue favorable.

3° Enfin pourquoi cette obscurité du diagnotic?

L'affaiblissement pouvait être occasionné par les pertes; la fièvre, du moins dans les premiers jours, était peu intense; et comme l'anémie pouvait expliquer la stupeur de la malade, nous trouvons là, je ne dirai pas l'explication, mais l'excuse de l'erreur de diagnostic.

En résumé, l'avortement prématuré antécédent, et l'abondance de la métrorrhagie peuvent être regardés comme la vraie cause de la gravité exceptionnelle qu'a présentée la fièvre typhoïde.

OBSERVATION XXIII.

(Const. Paul, Gaz. des hôp., 1860.)

Intoxication saturnine. — Métrorrhagie. — Avortements.

En février 1859, une femme, polisseusse de caractères d'imprimerie, entre à Necker, pour une métrorrhagie datant des derniers jours de 1858, qui l'avait forcée depuis ce temps à garder le lit. Elle porte l'empreinte d'une cachexie saturnine profonde. Avant d'être polisseuse, elle était bien portante et avait accouché heureusement de trois enfants. Mais, depuis qu'elle est entrée dans sa nouvelle profession, elle fut atteinte de maladies saturnines qui épuisèrent sa santé.

Trois mois après son entrée dans une fonderie de caractères, il y a huit ans, 1re colique de plomb. Elle reste quinze jours au lit. Quatre ans après, 2e accès. — Elle reste quinze jours à l'hôpital. Elle accoucha à cette époque d'un enfant mort-né. Un autre enfant mourut plus tard à l'âge de 5 mois. Outre ces deux grossesses, elle était devenue huit autres fois enceinte, et chaque fois, après une cessation brusque des règles et un retard de deux à trois mois, elle avait fait une fausse couche, caractérisée par une métrorrhagie très-abondante avec douleurs comme pour accoucher et expulsion d'un caillot de la grosseur du poing. Elle reprit ses forces sous l'influence d'une médication tonique et reconstituante, et, au bout d'un mois, elle quittait l'hôpital. En résumé trois couches heureuses avant que la malade s'exposât aux émanations du plomb, et dix autres grossesses sur lesquelles huit fausses couches, un enfant mort-né et un seul enfant venu à terme, mort à 5 mois.

OBSERVATION XXIV.

(Bernutz, Cl. des mal. des f., t. II.)

Métrorrhagie par le mercure.

Femme de 20 ans, d'excellente constitution, entrée chez M. Bernutz pour chancre induré de date récente, siégeant sur la petite lèvre gauche, sans écoulement vaginal. Jusque-là, aucun trouble des fonctions génitales, auparavant menstruation très-régulière. Quinze jours après une menstruation normale observée à l'hôpital, la malade offrait une rougeur érythémateuse du vagin et du col, et à celle-ci succéda au bout de deux jours, une perte assez abondante. Cette perte, survenue trois semaines après l'entrée de la malade, ne pouvait être attribuée ni à un avortement, ni à une surexcitation des organes génitaux, ni à l'existence d'une affection de l'utérus et de ses annexes, qui paraissaient sains. On ne pouvait la rattacher à son affection syphilitique qui, étant la plus simple possible, n'avait donné lieu jusque-là à aucune manifestation constitutionnelle, et encore moins au pansement des chancres, qui se réduisait uniquement à des soins de propreté pour laisser pur de toute complication le traitement consistant chaque jour en une pilule de 0,05 de protoiodure, et 0,01 d'extr. gommeux d'opium.

OBSERVATION XXV (inédite) (1).

Métrorrhagie chez une chlorotique. — Ulcère du col.

Mme. C..., 29 ans, tempérament lymphatique, accoucha pour la première fois en novembre 1872. Depuis lors, pertes blanches continuelles, étiolement inquiétant.

En avril 1873, premier examen au spéculum. On a affaire à un vaste ulcère du col. Le traitement, immédiatement mis en usage, consiste en applications de tampons à la glycérine et au tannin tous les deux jours, en cautérisations, injections détersives, fer et régime tonique. L'état général s'améliore rapidement ; la leucorrhée diminue, mais l'ulcération reste au même point ou à peu près.

Au bout de trois semaines de soins, surviennent les règles et naturel-

(1) Cette observation pleine d'intérêt est due à l'extrême obligeance de notre ami Ziembicki.

lement une interruption dans le traitement. Neanmoins, une fois les menstrues passées, je constatai une diminution de l'ulcère beaucoup plus considérable que je ne l'aurais espérée. Puis de nouveau, état presque stationnaire. Dans l'intervalle de deux époques, survint une métrorrhagie assez abondante. Elle nécessita le tamponnement, mais parut restreindre encore l'étendue de l'ulcère.

Les deuxièmes règles apportèrent une modification tellement notable, que j'en fus frappé de nouveau.

L'ulcération avait diminué de moitié dans l'espace de six jours, pendant lesquels la ménorrhagie avait empêché d'y toucher. Cette amélioration si brusque fut suivie d'une nouvelle période stationnaire. malgré l'emploi successif des tampons, des cautérisations au nitrate d'argent et de l'iodoforme.

Une nouvelle métrorrhagie peu abondante, suivie bientôt de la troisième époque cataméniale (juillet), vint brusquement achever la cicatrisation d'un ulcére, large encore comme une pièce de 50 centimes.

OBSERVATION XXVI.

(Mattéi, Gaz. des hôp., 1860.)

Avortement par intoxication saturnine.

N..., taille moyenne, tempérament lymphatique. Jamais n'a eu d'autres maladies que des coliques de plomb.

A 14 ans elle peignait à l'aquarelle et avait l'habitude de porter constamment le pinceau à ses lèvres. Les premiers symptômes de l'intoxication saturnine se sont manifestés par une faiblesse générale, des douleurs d'estomac, pâleur du visage, enfin constipation et coliques violentes, avec affaissement et rétraction du ventre. Pour éviter la répétition incessance de ces accidents, elle a cessé de travailler dans l'atelier pour se mettre en chambre, et elle a perdu l'habitude de porter le pinceau à ses lèvres. Depuis un an, la malade n'a presque plus souffert (Elle voit M. Mattéi en 1856). Pendant tout ce temps, cette femme, réglée à 15 ans d'abord peu abondamment, puis assez copieusement et régulièrement, a toujours eu malgré cela le teint pâle. Mariée à 18 ans, elle accoucha d'une fille à 20 ans dans d'excellentes conditions. Elle ne fut pas sujette aux coliques pendant sa grossesse, mais elle en eut pendant l'allaitement. L'enfant vit encore. Dix-huit mois après, deuxième grossesse, suivie d'avortement au deuxième mois de la gestation. Peu de temps après, troisième grossesse, avortement au troisième mois. Un an plus tard, quatrième grossesse, l'enfant venu à erme, tout chétif, meurt au bout d'un mois.

Plus tard, elle quitte l'atelier, devient veuve et se remarie. 5° grossesse ; cette femme accouche le 21 juillet 57 d'un enfant grêle pesant 2,600 gr.

Aussitôt après la délivrance, perte abondante, compression de l'aorte. Seigle ergoté. Les suites de couches sont régulières. Depuis, N... s'est assez bien portée et n'a eu que très-rarement de légères atteintes de coliques de plomb. L'enfant a survécu. Plus tard, 6e grossesse, accouchement à terme d'une fille robuste pesant 3,200. Tout se passe normalement cette fois.

OBSERVATION XXVII.

(Charpentier, Mal. du plac., Paris, 1869.)

Apoplexie du placenta.

B... accouche à terme après treize heures de travail, d'un enfant putréfié, très-grêle, très-amaigri, pesant 2 livres. L'enfant ne remuait plus depuis trois semaines. Le placenta avait 3 pouces de diamètre, 6 lignes d'épaisseur, tissu ferme, non spongieux, infiltré dans toute sa masse d'une matière homogène, d'un blanc grisâtre, sans organisation. La surface utérine, moins indurée est criblée de caillots de sang noir, durs, régulièrement arrondis.Les petits ont 1 ligne 1[2 à 2 lignes de diam. Les plus gros ont à peine 3 lignes. Tous sont logés dans des excavations régulières que présentait la face externe du placenta. Plus profondément, dans l'épaisseur du placenta, on trouvait d'autres caillots, en beaucoup moins grand nombre, plus volumineux, très-régulièrement arrondis, presque tous décolorés et plus durs. La cavité, dans laquelle ils étaient logés était tapissée par une couche de même nature, pouvant se séparer facilement en plusieurs lames molles faciles à déchirer. Grosses divisions ombilicales perméables mais très-rétrécies.

OBSERVATION XXVIII.

(Charpentier, ibid.)

Grossesse de cinq mois. — Hydramnios.

La malade a vu son ventre et ses extrémités inférieures se gonfler successivement, Depuis trois semaines, elle garde le lit; ulcération des sillons labio-cruraux. ventre plus considérable que dans une grossesse; fluctuation très manifeste en avant, fort obscure en arrière; absence des règles pendant cinq mois; à la fin du second mois à dater de la suppression, le ventre avait commencé à grossir.

Le toucher fait reconnaître une grossesse. On perçoit très-bien le ballottement. Col utérin réduit à ses deux lèvres, orifice non dilaté. On crut pouvoir attendre; mais au bout de quatre jours, la malade éprouvant les douleurs de l'accouchement, on lui administra 2 grammes de poudre d'ergot de seigle. Perforation artificielle des membranes. écoulement de 3 à 4 litres de liquide, présentation pelvienne, fœtus mort, délivrance naturelle mais tardive, rien au placenta ni aux membranes, rétablissement très-prompt.

OBSERVATION XXIX.

(Charpentier, ibid.)

Apoplexie des membranes.

Avortement à deux mois et demi environ, suite de fatigues. La masse rendue se compose de caduque réfléchie, chorion et amnios contenant entre eux les vestiges dela vésicule ombilicale. Dans la cavité de l'œuf existe une portion du cordon ombilical ; plus d'embryon. Trois jours après, la malade rendit un débris de la caduque, rouge, infiltré de sang et surchargé d'un caillot noir de nouvelle formation et peu adhérent.

Chorion et amnios sains, sauf en un un point où existe une déchirure à bords rougeâtres par laquelle l'embryon s'est sans doute échappé. La caduque réfléchie forme la couche la plus extérieure. Elle est le siége sur sa face choriale de cinq petits foyers apoplectiques disséminés çà et là. Ceux-ci sont pour la plupart éloignés du point d'insertion du cordon ombilical et formés par des caillots de la grosseur d'un pois adhérents à la caduque seule, qui aux environs est légèrement rougeâtre. Ils sont sans connexion apparente avec le chorion. Ces caillots formaient dans la cavité de l'œuf et à travers les membrnes des bosselures très-marquées. Enfin un lambeau de caduque encore adhérent à celui que nous venons de décrire, était le siége de quelques foyers apoplectiques isolés ou réunis.

OBSERVATION XXX.

(Millardet, Métr. de la grossesse ; Paris, 1837.)

Hémorrhagie placentaire volumineuse.

Une femme se croyant à terme, fait appeler Baudelocque qui trouve a matrice très développée ; son volume est énorme, le col est effacé. Orifice entr'ouvert recevant librement l'extrémité du doigt. On ne peut y découvrir d'enfant. Le lendemain les douleurs se déclarent, le médecin est appelé et reçoit dans ses bras un fœtus de quatre mois environ, comme desséché. Le placenta suivit l'enfant et fut extrait sans beaucoup d'efforts, sa masse était à peu près celle d'un placenta de quatre à cinq mois, mais son volume excédait celui d'un arrière-faix de jumeau.

C'était une espèce d'éponge à larges mailles pleines d'un sang fluide. Immédiatement après l'expulsion de cet arrière-faix, la matrice évacua plein un très-grand vase de sang également fluide, mais noir et qui se coagula très-promptement.

OBSERVATION XXXI.

(Weil, Métrorrhagies, Paris, th.)

Insertion centrale du placenta.

M.., 36 ans, grande et forte, bonne santé. Six couches antérieures naturelles, la dernière il y a sept ans, grossesse datant de sept mois. Depuis lors des hémorrhagies ont apparu fréquemment. La malade s'affaiblit beaucoup pendant les deux derniers mois.

Au début du travail (7 octobre 1869), hémorrhagie, qui devient de plus en plus forte dans le courant de la nuit. Une quantité considérable de sang liquide est expulsée à chaque douleur.

Le 8 octobre, malade très-pâle, lèvres décolorées, pouls insensible, somnolence d'où elle ne peut sortir qu'avec effort. Elle a beaucoup perdu pendant la nuit. Le placenta couvre l'orifice qui est dilaté ; mais dans la crainte de rappeler l'hémorrhagie suspendue actuellement, six heures du matin, il semble imprudent de tenter un accouchement qui l'exposerait à une nouvelle hémorrhagie, ce qui la conduirait presque assurément à la mort. Tamponnement solide avec des bourdonnets de charpie imprégnés de cérat blanc. A dix heures et demie, les contractions utérines ont repris de la force, elles sont rapprochées, longues, expulsives. Etat général meilleur, pouls radial plus sensible. A midi, accouchement en bloc du tampon, du placenta puis du fœtus. garçon d'un volume plus que moyen dont la mort paraît remonter à quelques heures. Suites heureuses, rétablissement parfait.

OBSERVATION XXXII.

(Depaul, Gaz. des hôp., 1862.)

Caillot apoplectique sur la face fœtale du placenta.

Caillot de 2 cent. d'épaisseur recouvrant toute la face fœtale du placenta. C'est un caillot fibrineux d'après l'examen histologique qu'en a fait M. Cornil.

Mine aphasique depuis une attaque d'apoplexie cérébrale datant de quelques mois. Elle accouche d'un enfant vivant, preuve que les hémorrhagies de la face fœtale du placenta n'ont pas la même gravité que celles qui se font dans l'épaisseur de cet organe. Le poids de l'enfant était de 5 livres. Dans sa présentation à la Société de chirurgie, M. Depaul ne partage pas l'avis de M. Bailly : que les hémorrhagies placentaires ne peuveut se faire primitivement, mais qu'elles seraient toujours consécutives aux altérations fibro-graisseuses des papilles choriales. Ce poids de cinq livres étonne M. Blot qui n'a jamais vu dans ces conditions les enfants vivants avoir plus de 1,250 à 1,550 gr.

Mais M. Depaul fait justement observer que ceci ne s'applique que dans le cas d'altérations parenchymateuses, et non pas dans celui d'apoplexie à la surface fœtale de l'organe.

OBSERVATION XXXIII.

(Potheau, in loc. cit.)

Hémorrhagie par défaut d'évolution rétrograde.

A côté de la métrorrhagie par inertie utérine consécutive, il convient de rapprocher celle qui survient par défaut d'évolution rétrograde; comme nous avions omis de citer cette circonstance, nous la mentionnons ici et nous l'appuyons par l'observation qui suit.

Pauline S.., 36 ans, blanchisseuse, entrée le 21 mai à Necker chez M. Guyon, sortie le 15 juin.

23 mai. Après une interruption de trois mois dans les règles, il y a eu le 18 mars une perte qui a duré huit semaines, puis s'est interrompue trois semaines et enfin est revenue le 19 mai. Col entr'ouvert, allongé, corps en arrière, couché dans l'excavation du sacrum, remonte à 3 travers de doigt au-dessus des pubis, mobile, non douloureux. En somme, il y a une fausse couche et métrorrhagie. La perte cesse le 25.

Le 26. L'utérus remonte aussi haut, mais il est moins épais et moins facile à sentir.

Le 7 juin. L'utérus est revenu à peu près à son volume normal. La malade est sortie le 15, mais rentre le 25, car elle perd de nouveau depuis le 21. Le corps de l'utérus est un peu plus volumineux qu'à sa sortie. L'orifice est entr'ouvert, le col est douloureux à la pression. Vésicatoire.

Le 11 juillet. Utérus revenu sur lui-même.

Le 12. Guérison. Exeat.

OBSERVATION XXXIV.

(Millardet, ibid.)

Rupture d'un rameau de la veine ombilicale.

Avant la déchirure de la poche des eaux, on sentit une corde anormale, du volume d'une plume à écrire qui, placée dans l'épaisseur des membranes, se portait d'arrière en avant et ne présentait aucune pulsation. L'enfant vint pâle, décoloré et ne vécut que quelque instants. Il y eut une hémorrhagie. L'examen du délivre en fit reconnaître la source. Le cordon ombilical s'insérait sur les membranes à 2 pouces 5 lignes du rebord placentaire; à partir de ce point, les vaisseaux du cordon n'étaient plus réunis, mais se séparaient en se ramifiant çà et là sur les membranes. Ces ramifications, après un trajet plus ou moins considérable, pénétraient dans le placenta les unes par le centre, le plus grand nombre par son bord. La poche des eaux, en se rompant précisément sur un des points où passait un rameau de la veine ombilicale, avait produit la déchirure de celui-ci, et par suite l'hémorrhagie.

(R. Denckiser, De hemorrhagià inter partum orta. Hedelberg, 1831.)

OBSERVATION XXXV.

(Journal de méd. et de chir. prat., 1873.)

Déchirure annulaire du col pendant le travail.

Femme à bassin rétréci par saillie du promontoire. Application de forceps qui réussit. Quand on introduisit la main pour enlever le placenta, on trouva dans le vagin une sorte de cordon circulaire analogue à une coupe d'intestin. Hémorrhagie, abattement de la femme considérable.

En examinant attentivement, on reconnut qu'un anneau presque complet du col avait été détaché, sauf 2 pouces en avant; la partie tenant encore ayant environ 3/4 de pouce d'épaisseur. L'anneau fut replacé aussi exactement que possible et un repos absolu fut prescrit. Environ une semaine après, on put voir que le lambeau se réunissait; après un mois, la réunion était faite, une dépression linéaire était la seule trace de l'accident. L'état général fut encore médiocre pendant quelques jours, mais ne tarda pas à se relever. (London medical Record.)

OBSERVATION XXXVI.

(Depaul, v. obs. XXXVII.)

Rétention de caillots et du placenta

Une femme chez laquelle le travail dura trente heures, quoique non primipare, fut prise aussitôt après la délivrance d'une hémorrhagie utérine assez forte pour amener des défaillances. On retira avec la main des caillots de la cavité de l'organe.

Seigle ergoté. La perte s'arrêta, mais ne tarda pas à se reproduire sous forme d'un écoulement lent mais continu. La malade, entrée à l'hôpital des Cliniques, on retira de nouveau du vagin des caillots volumineux. Les doigts saisirent un lambeau de membranes dont une partie résista à la traction. 2e dose de seigle ergoté. Le troisième jour, la malade rendit ces membranes et une masse placentaire du volume d'un œuf. Peut-être était-ce un cotylédon isolé, comme le fait se rencontre dans quelques cas rares.

OBSERVATION XXXVII.

(Journ. de méd. et de chir. prat., t. XLII, 3e série, Paris, 1871, art. 9085.)

Lambeaux de membranes restés dans l'utérus.

Mme X... entre dans le service de Depaul, aux Cliniques, lit n. 1.

Accouchée régulièrement le matin, à onze heures, elle eut une perte à deux heures de l'après-midi. La sage-femme de service désobstrua le vagin et l'utérus, des cailots accumulés. Au milieu, se trouvait un lambeau de membranes considérable, qui était resté dans l'utérus.

OBSERVATION XXXVIII.

(Gallard. Gaz. des hôp., 1867.)

Rétention du placenta après un avortement.

D., 26 ans, blanchisseuse, entre le 6 février 1867, chez M. Gallard, à Lariboisière, salle Sainte-Eugénie, n. 9.

Réglée à 12 ans, menstruation régulière, 1er accouchement à 23 ans, 2e accouchement à terme à 24 ans. Depuis quelques années, leucorrhée abondante. Fin de novembre 1866, étant enceinte de trois mois, elle tomba d'un escalier avec une charge de linge. Douleurs lombaires, hypogastriques. Huit jours après, dans la soirée, en urinant, elle éprouva des douleurs vives, hémorrhagie, avortement. Le placenta ne sort pas. Ecoulement du sang très-modéré, mais, trois jours après, issue de caillots volumineux et de sang liquide en grande abondance. Le huitième jour, après l'avortement, surviennent trois frissons, suivis de chaleur et de sueur. Amélioration sous l'influence du sulfate de quinine. Depuis lors, pertes continues mais peu abondantes, inappétence, perte des forces, maigreur.

Le 6 février, elle entre à l'hôpital, faiblesse extrême, yeux cerclés de noir; rien à la poitrine, ni au cœur, pouls petit, quelques nausées, anorexie, diarrhée. Pas de tumeur dans le ventre, pas de sensibilité, ni d'empâtement. Au toucher, col volumineux un peu en arrière. Lèvre antérieure molle, un peu fongueuse et saignante. Culs-de-sac libres. A droite, petite bride à la base du ligament large. Col entr'ouvert le doigt y pénètre et sent une tumeur qu'il est possible de contourner, mais dont on ne peut pas atteindre les limites, l'insertion paraissant trop élevée. Corps de l'utérus un peu augmenté de volume, incliné en avant. Pas d'écoulement de sang pur, mais pertes roussâtres, sanieuses, nauséeuses, comme celles des lochies.

9 février, examen au spéculum. Col ulcéré, recouvert de mucosités purulentes. L'hystéromètre montre que la tumeur est implantée sur la face antérieure, au niveau de l'insertion du col avec le corps à droite. En entr'ouvrant l'orifice du col avec le spéculum, on voit une tumeur violacée, noirâtre, que l'on n'arrive pas à détacher avec de légères tractions exercées avec la pince à polypes. Badigeonnage au perchlorure de fer, seigle ergoté, injections chlorurées.

Les jours suivants, coliques, quelques nausées, insomnies.

Le 18, en touchant la malade, on sent la tumeur engagée dans l'orifice du col, et avec le doigt on en détache une partie. Examinée, cette partie se compose d'une espèce de coque, dans laquelle on distingue une partie extérieure, comme chagrinée, inégale et une partie interne lisse. Ce fragment est altéré, putrefié, et a une odeur fétide.

Le 20, dans la journée, en urinant, la malade a rendu, sans aucun effort, le reste de sa tumeur, qui forme une masse un peu moins volumineuse que celle que l'on a retirée l'avant-veille, mais ayant le même aspect. Les deux réunies ont le volume d'une très-grosse noix. Le 23, léger accès de métrite. P. 130, 10 sangsues, 0 gr. 60 de tannin, en six pilules.

Le 16 mars, la malade quitte l'hôpital, parfaitement guérie.

OBSERVATION XXXIX.

(Gaz. des hôp., 1861.)

Plaies du fœtus par manœuvres abortives.

Fœtus de 5 mois et demi à 6 mois. Cuir chevelu rougeâtre, comme toute la peau du corps, blessure d'un demi-centimètre d'étendue à la partie supérieure gauche du front, blessure semblable à la région pariétale gauche. Après avoir disséqué le cuir chevelu, on constate au point correspondant aux deux blessures de la peau, un épanchement de sang coagulé assez considérable, situé entre le cuir chevelu et les os du crâne; le cerveau offre à sa partie supérieure la trace de deux blessures correspondantes. Le ventricule gauche contient un épanchement sanguin à demi coagulé, légèrement tremblotant; les épreuves docimasiques sont complètement négatives. Ces blessures avaient été faites probablement pour provoquer l'avortement quand le fœtus était encore vivant dans le sein de la mère.

OBSERVATION XL (inédite).

Métrorrhagie par inertie utérine.

Mme X., tempérament lymphatico-nerveux, âgée de 19 ans, accouche, pour la première fois, heureusement à terme, d'un garçon vigoureux, à 11 heures du matin. Les premières douleurs se sont fait sentir à une heure du matin, une heure après la rupture de la poche des eaux, qui n'a laissé sortir le liquide amniotique que progressivement. L'utérus revient lentement sur lui-même après l'accouchement. Comme cette jeune femme est avec cela d'une constitution très-délicate, et porte des lésions aux deux sommets du poumon, il y a lieu de tout faire pour éviter une hémorrhagie. La famille, prévenue bien à tort contre le seigle ergoté, fait quelques objections, le médecin n'insiste pas. Vingt-cinq minutes après l'accouchement, on fait la délivrance avec le plus grand soin; celle-ci n'est opérée qu'après dix minutes de tractions douces et soutenues. Aussitôt que le placenta est sorti de la vulve, un flot de sang jaillit au dehors, et comme l'hémorrhagie ne paraît pas devoir s'arrêter, on fait de suite la compression de l'aorte. Seigle ergoté, 2 grammes, en deux fois; au bout de dix minutes à un quart d'heure, on cesse la compression, le sang ne coule plus; on recommande à la malade l'immobilité la plus absolue, et on applique des compresses d'eau froide sur l'hypogastre. Le soir, tamponnement avec boulettes de charpie, que l'on laisse à demeure pendant deux jours. Durant tout ce temps, aucune perte ne se produit. Dès le jour même, sous l'influence du seigle ergoté, la matrice, était revenue suffisamment sur elle-même pour qu'on n'ait plus à craindre l'hémorrhagie par inertie. Le troisième jour, le tampon est retiré. Douze jours après, la malade commençait à se lever et à se promener dans sa chambre, aucun accident ne s'est produit depuis.

OBSERVATION XLI.

(Gaz. obst. de Paris, 1873.)

Fœtus resté trois mois dans l'utérus. — Mort par compression du cordon.

Le docteur Andrew présente à la Société obstétricale d'Edimbourg un fœtus qui serait demeuré dans l'utérus trois mois après sa mort. La mère, qui avait eu un premier enfant, sept ans auparavant, s'était remariée en septembre 1870, et avait vu ses règles revenir régulièrement jusqu'à la dernière semaine de février. Elle sentit l'enfant remuer au commencement de juillet, jusqu'à la fin d'août, époque à laquelle tout mouvement cessa. L'abdomen, au lieu de s'accroître, diminua graduellement. La santé de la mère cependant ne s'altéra pas, l'appétit resta bon et le sommeil régulier. Enfin le travail commença le 3 décembre 1872, et le fœtus fut bientôt expulsé. Les suites ne causèrent aucune inquiétude, et la malade put bientôt reprendre ses occupations ordinaires.

Le professeur Simpson regarde ce cas comme très-intéressant, en raison du long temps pendant lequel le fœtus est resté dans le sein de la mère. Il attribue, en pareil cas, la mort du fœtus à l'enroulement serré du cordon autour de la cuisse de l'enfant.

OBSERVATION XLII.

(Gaz. obst. de Paris, 1873.)

Inversion causée par le chloroforme.

Kirck Duncanson a signalé à la Société obstétricale d'Edimbourg, un cas d'inversion de l'utérus survenue aussitôt après l'accouchement. Il l'attribue à l'agitation excessive de la malade, qui ne cessait de se frapper fortement l'abdomen pendant le travail, et à la grande quantité de chloroforme absorbée. L'anesthésie aurait aboli les contractions de l'utérus. Il y avait en outre brièveté du cordon.

OBSERVATION XLIII.

(Gaz. obst. de Paris, 1873.)

Avortement par variole du fœtus.

Simpson présente un fœtus de 5 mois et demi, expulsé par une femme atteinte d'une variole grave. Les pustules étaient très-visibles sur le fœtus, surtout dans le dos. Simpson pense que la mort datait de troi semaines. Les membranes et le placenta étaient à l'état de dégénérescence graisseuse. Ces organes, ainsi modifiés dans leur structure, ont agi comme l'aurait fait un corps étranger un excitant des contractions utérines.

OBSERVATION XLIV.

(Gaz. hebd., 1867.)

Grossesse tubaire.

Femme étrangère, ignorant le français, entrée à l'Hôtel-Dieu, un peu avant sa mort, dans le service de M. Bucquoy, suppléant de Grisolle, pour une métrorrhagie datant de quelque temps.

La malade est pâle, affaiblie, profondément anémiée; au toucher, col volumineux, entr'ouvert et comme villeux, l'extrémité du doigt pénètre assez haut entre les deux lèvres. La malade avait eu une grossesse antérieure parfaitement normale. Peu de jours avant son entrée, alors qu'on se demandait quelle était la cause de ces hémorrhagies, elle rendit par le vagin, à la suite d'efforts d'expulsion, une caduque presque entière. Le seul point qui fût déchiré et manquât correspondait à une des cornes de l'utérus. Les symptômes généraux tenaient à la fois de la péritonite et de l'hémorrhagie intense. Peu de temps après, la mort survint subitement dans une syncope. A l'autopsie, on trouva le ventre rempli de caillots et de sang liquide, la trompe dilatée offrait dans son épaisseur un kyste fœtal rompu dans une étendue de 3 cent. L'hémorrhagie s'était faite par rupture.

OBSERVATION XLV.

(Gaz. des hôp., 1862.)

Avortement dû à une longue course.

P., 23 ans, bonne constitution, tempérament lymphatique, mariée depuis 5 ans. Une fausse couche sans accident, puis garçon à terme fort et vigoureux, aujourd'hui âgé de 3 ans.

24 janvier 1862, enceinte de deux ou trois mois, elle fait une course un peu longue, et au retour est prise d'une hémorrhagie qu'elle traite d'abord légèrement. L'écoulement de sang devenant considérable, on appelle un médecin. Les caillots examinés renferment les membranes de l'œuf et des traces de placenta. 2 grammes de seigle ergoté en deux fois, à quelques minutes d'intervalle. L'hémorrhagie ne s'arrête pas, on applique sur l'hypogastre des compresses d'eau froide, fréquemment renouvelées. Ces moyens employés coup sur coup furent insuffisants. L'hémorrhagie persistant avec la même violence et la malade présentant des symptômes alarmants, on fit la compression de l'aorte, l'écou-

lement s'arrêta aussitôt. Tamponnement au perchlorure de fer, limonade vineuse froide, vin de Bordeaux, bouillon froid.

Le lendemain, l'hémorrhagie ne s'étant pas reproduite, on enleva l'appareil.

Le 26, 1 gr. de seigle ergoté pour faciliter l'expulsion des caillots contenus dans l'utérus.

Au bout de quelques jours, on obtient la guérison définitive.

OBSERVATION XLVI.

(Gaz. des hôp., 1861.)

Tumeur sanguine du fœtus.

En 1858, X. de Vailly, fit appeler le docteur Ancelet qui arriva lorsque la poche des eaux se rompit. Le travail durait depuis une demi-heure seulement. Le liquide ammiotique exhalait une odeur infecte, la dilatation était complète. Dix minutes après, la patiente avait expulsé un fœtus dans un état de décomposition assez avancé. Les téguments incisés, on trouva un épanchement de sang coagulé de 5 cent. de diamètre à peu près. L'accouchement avait eu lieu dans le cours du huitième mois.

L'épanchement n'avait pas été causé par l'accouchement, car on avait constaté la tumeur au toucher, lorsque le fœtus était encore dans l'utérus, et l'accouchement avait été des plus faciles. Cette tumeur sanguine s'était produite pendant la vie, car le sang était coagulé; enfin le fœtus avait vécu quelque temps, car la tumeur avait subi un commencement de résorption.

OBSERVATION XLVII.

(Gaz. des hôp., 1861.)

Tumeur sanguine du fœtus.

B., de Vailly, 32 ans, enceinte de 7 mois et demi. A cette époque, on constate la mort du produit. Accouchement vers la fin du huitième mois, les douleurs durent quarante-huit heures. Dès que la dilatation fut opérée, les membranes se rompirent et laissèrent s'écouler un liquide abondant, roux et fétide. Au toucher, on sentit au sommet de la tête une tumeur volumineuse, rénitente, qui, pendant son passage à travers le col, devint plus tendue et prit une forme hémisphérique. L'accouchement était terminé trois heures après l'écoulement des eaux. Les suites n'eurent rien de particulier pour la mère. L'enfant présente tous les caractères d'un fœtus de huit mois bien conformé, il est dans un état de putréfaction très-avancée, teinte violacée, verdâtre à l'abdomen ; l'épiderme s'enlève par plaques, en laissant à nu le derme rouge, humide, visqueux. La tête a sa conformation normale, la tumeur occupe le sommet du crâne, la peau couverte de cheveux, revêtue d'un épiderme adhérent, présente une coloration rougeâtre; elle est assez lâche pour se laisser plisser; elle a été évidemment plus distendue qu'elle ne l'est aujourd'hui. Au-dessous d'elle, on sent une collection demi-liquide, rénitente. Entre l'épiderme et le cuir chevelu existe un caillot de sang circulaire, de 6 cent. environ de diamètre, présentant à son centre une épaisseur de 2 cent. Ce caillot consistant, rouge-noirâtre, a déjà subi, en plusieurs points, la transformation fibrineuse. Os et fontanelles à l'état normal. Rien qui puisse indiquer l'origine probable de cet épanchement.

OBSERVATION XLVIII.

(Gaz. des hôp., 1861.)

Hémorrhagie puerpérale interne pendant le travail.

X., 22 ans, forte constitution, bonne santé antérieure, enceinte de 9 mois, présentation occipito-iliaque gauche.

Le 25 décembre, à 11 heures du soir, commence le travail. Douleurs vives, la malade ne peut rester au lit, face vultueuse et colorée, besoins fréquents d'uriner ; la dilatation du col a l'étendue d'une pièce de 1 fr., bords épais, rénitents. Onctions sur le ventre avec pommade de belladonée ; potion avec douze gouttes de laudanum. Une heure après, la malade souffre un peu moins et supporte le séjour au lit. Cataplasme sur le ventre, onctions sur le col avec pommade belladonée.

Vers 3 heures du matin, la malade est assoupie. Col très-dur, non dilaté. A 8 heures du matin, fièvre ; la malade ne sent plus remuer l'enfant depuis la veille. Grand bain dans lequel la malade reste le plus longtemps possible (deux heures). Le ventre est plus souple. Un repos de quelques heures répare les forces de la malade.

Le 26 au soir, le travail recommence, col un peu ramolli, contractions lentes et peu énergiques, excitées en frictionnant l'abdomen avec la paume de la main. A 2 heures du matin, l'accouchement se fait ; le cordon ombilical entouré autour du cou de l'enfant ne possédait pas la moindre pulsation. Face violacée, lèvres gonflées. Au moment où le fœtus exécutait un mouvement de rotation occasionné par les contractions de la matrice, on accrocha l'épaule gauche avec le doigt et on tira. Un instant après, le siége sortit, son expulsion fut suivie d'une perte considérable. Ligature du cordon, tractions sans résultat pour opérer la délivrance, un caillot de sang volumineux était dans la matrice ; une heure après l'accouchement, le délivre restait encore, un peu de seigle ergoté le fit rendre au bout d'une demi-heure. On laissa le caillot dans la cavité utérine, deux heures après la matrice était vide. Huit jours suffirent pour faire entrer cette femme en convalescence.

OBSERVATION XLIX.

(Gaz. des hôp., 1862.)

Rupture de l'utérus pendant l'accouchement.

Femme de 25 ans, assez forte, pas de vices de conformation, deux enfants antérieurement ; une couche un peu laborieuse, la seconde bonne, mais enfant mort-né.

Le 5 octobre, à 6 heures du soir, le docteur Frémineau est appelé. Présentation du sommet, douleur légère, col permettant l'introduction du doigt. De 1 heure à 4 heures du matin, les douleurs se ralentissent, la malade s'endort; à 4 heures et demie, douleurs plus intenses; de 5 à 7 heures, ralentissement notable, alors que la dilatation était arrivée au tiers de ce qu'elle est à l'état normal. Les douleurs ne portent plus; la malade et très-fatiguée.

De 7 heures à 7 heures et demie, seigle ergoté, 12 grammes en quatre fois, les contractions reviennent; à 8 heures 10', dilatation arrivée aux deux tiers ; jusqu'a 9 heures, contractions spasmodiques abdominales, mouvements d'expulsion continus et comme tétaniques, se prolongeant assez pour lui faire perdre haleine; à 9 heures 10', douleur vive au-dessous de l'épigastre et semblable à une crampe. Pas de bruit de craquement. La main, appuyée sur la base de l'utérus, perçut une sensation de flot remontant vers la région épigastrique, mouvement perceptible à l'œil.

La rupture de la poche ne donne que quelques gouttes de liquide. Tout travail cesse aussitôt. Vomissements, pâleur, torpeur profonde, somnolence, état syncopal, pouls imperceptible.

Parois abdominales affaiblies, élargissement et flaccidité des parois latérales de l'abdomen. On sent les deux talons de l'enfant dans la région épigastrique. Au toucher, la poche n'est plus saillante, dilatation du col diminuée. L'application du forceps n'ayant pas donné de résultats, en raison de la rigidité du vagin et du périnée, la malade meurt bientôt; on fait l'opération césarienne. Le fœtus est mort. L'utérus au niveau de la rupture présentait un amincissement atrophique considérable.

OBSERVATION L.

(Prise en 1868 dans le service de M. Gosselin.)

Prolapsus de l'utérus, du vagin et du rectum. — Fœtus extra-utérin.

La femme X., célibataire, âgée de 58 ans, n'ayant jamais eu d'enfants, entre à la Charité dans le service de M. le professeur Gosselin, salle Sainte-Catherine, n° 15, pour une descente de matrice, du vagin et du rectum.

Bien réglée auparavant, elle a éprouvé dans ces derniers temps de très-grands troubles du côté de la menstruation.

Elle porte entre les cuisses une tumeur volumineuse qui s'est développée peu à peu sans la gêner beaucoup d'abord. Cette tumeur est plus rosée que les parties voisines. Elle tend de jour en jour à prendre la forme et la structure de la peau du voisinage. Il y a à la fois prolapsus de l'utérus et du vagin d'une part, et en arrière prolapsus du rectum. Ces deux masses superposées offrent chacune un orifice à leur extrémité. La postérieure laisse échapper des matières fécales, l'antérieure du mucus utérin. Le col de l'utérus a disparu. La vessie est descendue avec le vagin par suite de la chute de la cloison vésico-vaginale. Le prolapsus du rectum forme une grosse tumeur allongée, cylindrique, de 12 cent. de longueur sur 4 à 6 cent. de diamètre. Sa surface rouge et couverte d'érosions sécrète des mucosités, et est irritée par le passage incessant des matières fécales. Nous n'insisterons pas davantage sur ces signes de prolapsus. Cette affection est pour la malade une affreuse infirmité. Ces prolapsus sont réductibles mais on ne peut les maintenir réduits. Mais en outre, on sent une tumeur dure dans le bassin dont il est fort difficile de préciser la nature. On peut croire à une projection en avant très-prononcée du coccyx. Cependant en examinant la malade avec plus d'attention, on croit à la possibilité d'un amas de matières fécales durçies. Dans le doute, ne serait-ce que pour éclairer le diagnostic, on donne le deuxième jour 30 gr. d'huile de ricin.

Cette quantité est porté le sixième jour à 45 gr. Comme la tumeur persiste, la question se trouve jugée, et le diagnostic d'amas stercoral est écarté. La malade interrogée avec soin à plusieurs reprises par M. Gosselin, affirme n'avoir jamais eu de rapports sexuels.

Que pouvait bien être cette tumeur? Elle était très-dure, très volumineuse, mobile : ce ne pouvait pas être une projection du coccyx. Ce ne pouvait être un cancer, car les tumeurs cancéreuses du petit bassin sont multiples et offrent l'aspect de tumeurs agglomérées. En outre ces cancers s'accompagnent généralement d'une péritonite et altèrent la santé d'une façon spéciale, ce qui n'avait pas lieu ici.

Etait-ce une tumeur fibreuse dépendant de l'utérus ou de ses annexes? Ce ne pouvait être une tumeur fibreuse dépendant de l'utérus, car cet organe est très-bas en raison du prolapsus, et la tumeur est relativement très-haute. C'est plutôt une tumeur d'un des annexes, de l'ovaire ou de la trompe. Toute cette discussion est traitée à l'amphithéâtre par M. Gosselin le septième jour à partir de la date de l'entrée de la malade dans le service.

9e jour. On avait essayé la veille de maintenir en place le rectum avec un bandage; mais la malade éprouve le besoin d'aller à la selle et défait son bandage. Le rectum sort en prolapsus, et on ne peut plus le faire rentrer. Quant au vagin on ne s'en inquiète pas pour le moment, car la malade ne souffre pas de ce côté.

11e jour. Les douleurs étant assez vives, on prescrit 0,05 d'opium en 5 pilules, 1 pil. toutes les trois heures.

12e jour. On traite le prolapsus du rectum par une ano-périnéoraphie. L'opération consiste à enlever toute la partie latérale et postérieure du sphincter, et à réunir les bords de la solution de continuité afin de rétrécir l'orifice anal pour que les intestins ne sortent plus par là, on affronte bord à bord les parties avivées et on les maintient réunies par une suture enchevillée.

L'opération avait pour elle peu de chances de succès, mais elle était la seule ressource pour la malade. 0,10 c. d'extr. théb. en 8 pilules.

14e jour. Ecoulement de matières infectes par le rectum. La malade ne va pas trop mal et dort mieux, mais elle est toujours triste et découragée.

16e jour. Erythème étendu à la région lombo-sacrée et à la région fessière. Poudre d'amidon.

17e jour. Nuit très-mauvaise; la malade a eu un frisson d'une heure de durée. On coupe les fils à suture (cinq jours après l'opération). Potion avec 5 gr. d'alcoolature d'aconit. Bouillon, eau rougie.

La réunion des parties s'est mal faite en avant, à cause du passage incessant des matières fécales. En arrière, tout va bien.

Le 19e jour. La plaie étant très-enflammée, on retire les sutures.

20e jour. Le prolapsus est revenu, la réunion ne s'est pas faite par première intention.

21e jour. Adynamie, pâleur, amaigrissement, sécheresse de la langue. La malade ne supporte même plus l'extrait de quinquina, on lui prescrit quelques cuillerées de vin de quinquina.

22e jour. facies altéré, jaunâtre, eschares très-étendues à la peau des fesses, on en enlève des lambeaux avec les ciseaux.

23e jour. Frisson hier et avant-hier, infection purulente qui emporte la malade le 25e jour à deux heures du matin. La tumeur était décidément un fœtus extrà-utérin. J'en ai fait le dessin. Ce fœtus formait une tumeur dure, dépendant du pavillon de la trompe gauche, des annexes de l'utérus, en un mot, comme M. Gosselin l'avait diagnostiqué, sans toutefois en connaître la nature.

TABLE DES MATIÈRES.

Paris. A. Parent, imprimeur de la Faculté de Médecine rue Mr-le-Prince, 31.

www.ingramcontent.com/pod-product-compliance
Ingram Content Group UK Ltd.
Pitfield, Milton Keynes, MK11 3LW, UK
UKHW020346230726
13925UKWH00003B/979